기린과 함께하는
한방채식 여행

(기린과 함께하는) 한방채식 여행 / 이현주 지음. --
[파주] : 효형출판, 2013
    p. ;   cm

ISBN 978-89-5872-117-8 13510 : ₩12,000

채식[菜食]

517.548-KDC5
613.262-DDC21   CIP2013004274

기린과 함께하는
한방채식 여행

이현주 지음

효형출판

프롤로그

지난 몇 년간 나는 한약사라기보다는 채식운동가로 활동하며, 한약국 문을 거의 반은 닫고 전국을 다니며 열심히 강의해왔다. 스스로도 놀랄 정도로 세상을 바꾸고자 하는 열정이 많았는지도 모르겠다. 하지만 그러는 사이 나는 점점 지쳐갔고, 무언가 변화해야 할 시점이 왔다는 느낌이 들었다. 마치 조명이 켜진 무대 위에서 어두운 객석을 바라보며 혼자 독백을 중얼거리다 내려온 기분이랄까. 정말로 사람들이 내 주장에 공명하고 있는지 확인할 방법이 없다. 게다가 하루를 보내며 여유롭게 휴식을 취하는 평범한 일상의 삶으로부터 너무 멀리 떠나온 것도 마음에 들지 않았다.

망아지처럼 날뛰는 나 자신을 진정시켜 한약국에 앉혀놓기 위해 4주간 진행되는 '한방채식 테라피' 강좌를 열어 사람들을 만나기 시작했다. 채식을 일상의 소소한 즐거움과 따뜻한 정감을 나누면서 접하게 함으로써, 스스로의 몸과 마음을 돌아보게 하자는 취지였다. 외부에서 강의를 하다 보면 나도 모르게 이렇게 해야 한다, 저렇게 해야 한다라고 당위적으로 설파하게 된다. 이제는 일을 좀 즐기면서 하고 싶어졌다. 예약한 상담이 늦게 끝나는 날에는 끼니를 거르고 강의하러 가기도 하고, 무거운 짐을 들고 대중교통을 이용하는 억척스러운 내가 좀 지겹기도 했다. 이제부터는 나도 우아하게 한약국에 앉아서 먹을 것도 챙겨 먹으며 강의도 좀 쉽게 풀어보자는 마음이 들었던 것이다.

가능하면 강의 때마다 채식 도시락을 싸 와서 같이 밥을 먹기로 했다. 매주 채식 도시락 파티를 하는 모임은 기대했던 것보다 반응이 좋았다. 매주 채식 만찬이 기대된다며 오랜만에 하는 데이트처럼 일주일 중 가장 즐거운 날이라고 말씀하시는 분들이 많았다. 그런 긍정적인 마음가짐 때문이었을까? 테라피 방식으로 진행된 강좌에서 생각보다 많은 사람들이 크고 작은 변화를 체험하기 시작했다. 체중 감량은 기본이고 고혈압, 당뇨, 식이장애, 만성병 등의 지병을 앓고 계신 분들이 치유되는 사례가 하나 둘씩 늘어났다. 체중에 대한 강박증이 심해 언제나 칼로리를 계산하고 음식 성분을 따지느라 식사를 늘 숙제같이 여겼던 사람들의 식이장애도 자연스럽게 치유되기 시작했다. 각자가 준비해 온 채식 요리를 나눠먹는 것이 내가 몇 시간 마이크를 잡고 떠드는 것보다 효과가 더 좋았는지도 모르겠다.

생태적 삶을 위한 채식은 이제 트렌드가 되었다. 패셔너블한 옷을 걸치듯 채식 다이어트를 시도해보는 사람이 늘어나고, 대중교통을 이용하며 재활용품을 사용하고 인조 모피를 걸치는 것이 에코라이프스타일을 상징하는 시대가 되었다. 방송에서 한 끼 식사를 채식으로 할 때 얼마나 많은 에너지를 절약할 수 있는지 알려준다는 것은 얼마나 반가운 일인가! 섹시한 유명 연예인이 채식주의 선언을 하고 길에서 만난 강아지와 고양이를 기르는 장면은 그 자체만으로도 감사하다. 하지만 남자친구가 바뀌면 휴대폰 배경화면을 바꾸듯, 건강을 위해 고기를 먹어야 한다고 방송에서 떠들면 사람들은 다시 우르르 고기를 먹으러 달려갈지도 모른다. 나는 채식이 사람들에게 수단이 아니라 삶의 방식이 되었으면 좋겠다.

이 책은 채식을 권유하거나 안내하는 가이드북이 아니다. 채식의 섭생법을 일목요연하게 정리하는 책도 아니다. 채식이라는 가치관과 생활방식을 통해 내가 만난 사람들과 나눈 소통에 관한 이야기이다. 이 책을 읽는 분들이 내가 그랬듯이, 또 나와 만났던 분들이 그랬듯이 채식이라는 징검다리를 통해 자신의 몸과 마음의 이야기에 눈뜨게 되는 기회를 가져보았으면 좋겠다. 그리고 채식을 살을 빼거나 병을 고치기 위한 수단으로 여기거나, 환경, 동물 권리 등 영적인 가치를 추구하기 위한 당위적 관념으로만 바라보지 않기를 바란다. 채식은 즐겁고 평범한 일상에 평안하고 잔잔한 소통을 준다. 채식은 그 자체만으로도 충분히 아름다운 삶의 방식이다.

2년간의 산고 끝에 드디어 한 권의 책으로 완성된 이야기를 많은 분들과 나눌 수 있게 되었다. 내가 한 거라곤 단지 여러분들이 몸과 마음으로 함께 엮어주신 이야기를 글로 정리한 것뿐이다. 주인공이 되어주신 오대희 님, 유수연 님, 윤혜숙 님, 예주와 예주엄마, 전홍배 군, 재민이와 재민엄마를 비롯해 강좌를 수강하셨던 분들, '고기없는월요일'을 통해 만났던 세계의 채식 친구들과 시민 활동가들, 전북교육청 주 1회 채식 급식 담당 영양교사 선생님들과 다다슈바 친타난다Shubacintananda Dada, 문니 랄 마우리아Munni Lal Maurya 박사께 감사드린다. 내가 채식을 통해 즐거운 여행을 할 수 있게 인도해주신 그분과 사랑하는 가족들에게 이 책을 바치고 싶다.

2013년 봄을 열며
기린 손 모음

프롤로그 5

1 기린한약국에 오신 것을 환영합니다　11

목이 긴 기린이에요?　12
채식한약국이라면 괜찮겠어　15
식물성 한약재만으로 충분해요?　18
식이요법 안 하면 약 안 지어준다면서요?　23
한약국의 일상　29

2 한방채식 테라피　35

당신의 몸은 어떤 감정을 갖고 있나요?　36
화두를 들고 세금을 내라　41
푸드 히스토리, 내 인생의 음식은?　45
맛있는 음식 VS 건강한 음식　49
나는 거울을 보지 않아요　54
폭식증과 우울증　59
[쉬는 시간 1] 냉한 체질에 식이장애가 있는 이들을 위한 채식 식단　64

화려한 골드미스의 식생활　66
중년 남성의 권태기와 소화장애　72
25세 청년의 고혈압　75
초대하는 밥상　80
[쉬는 시간 2] 한방채식 테라피를 위한 체질별 디톡스주스와 건강수프　85

3 기린한약국의 친구들 91
　　울어도 눈물이 나지 않는 재민이 92
　　홍배가 채식으로 얻은 것들 98
　　아토피 치료 중 키가 큰 예주 103
　　생리를 늦추는 약도 지어주나요? 110
　　산전·산후 우울증 114
　　자기치유를 위한 오감 테라피 120
　　예비 한약사들과의 채식 데이트 125
　　　[쉬는 시간 3] 채식 도시락 데이트 130
　　학교 도서관에서 멘토 찾기 133
　　어린이들을 위한 힐링 캠프 138
　　　[쉬는 시간 4] 어린이 오감 테라피 힐링 캠프의 채식 식단 142
　　어린이들의 눈에 비친 가족의 밥상 143
　　　[쉬는 시간 5] 기린한약국 식이요법 가이드 148

4 세계의 채식 친구들 153
　　'고기없는월요일'을 시작하다 154
　　　[쉬는 시간 6] 일주일에 하루 채식을 하면······ 158
　　　[쉬는 시간 7] 일주일에 하루 채식, 어떻게 실천하면 좋을까? 162
　　세계 최초의 채식 도시를 만든 토비아스 164
　　　[쉬는 시간 8] 일주일에 하루, 간단한 채식 레시피 170
　　세계환경회의의 '채식의 날' 172
　　　[쉬는 시간 9] 세계환경회의의 '채식의 날' 디너 식단 180

유엔기후변화회의와 칸쿤의 샐러드　184
　　[쉬는 시간 10] 칸쿤에서 만난 다양한 오일드레싱과 간단한 샐러드소스　190
칸쿤에서 만난 사람들　191
　　[쉬는 시간 11] 칸쿤 NGO 네트워킹 파티에서 제공된 채식 메뉴들　198
구제역과 세계의 채식 친구들　200
　　[쉬는 시간 12] 고기 랩소디와 '고기없는월요일'　204
세계 교육현장에 채식 열풍이 불다　206
　　[쉬는 시간 13] 주 1회 채식 급식에는 어떤 메뉴가 등장할까?　214
　　　　　　　　학생들에게 인기 있는 채식 급식 메뉴는 무엇일까?　215
프레지를 만든 천재, 피터 아르바이　217
한 달에 네 번 단식하는 다다슈바　222
　　[쉬는 시간 14] 한 달에 두 번 단식, 언제 어떻게 하면 좋을까?　228

5　채식 여행　231

마우리아 박사의 오토바이　232
　　[쉬는 시간 15] 아유르베다란?　237
비 오는 날의 아쉬람　238
아유르팍의 요리 수업　242
　　[쉬는 시간 16] 인도의 채식 식단　245
거리의 구도자들이 먹는 음식　246
　　[쉬는 시간 17] 여행갈 때 챙겨 가면 좋은 음식들　251

에필로그　254

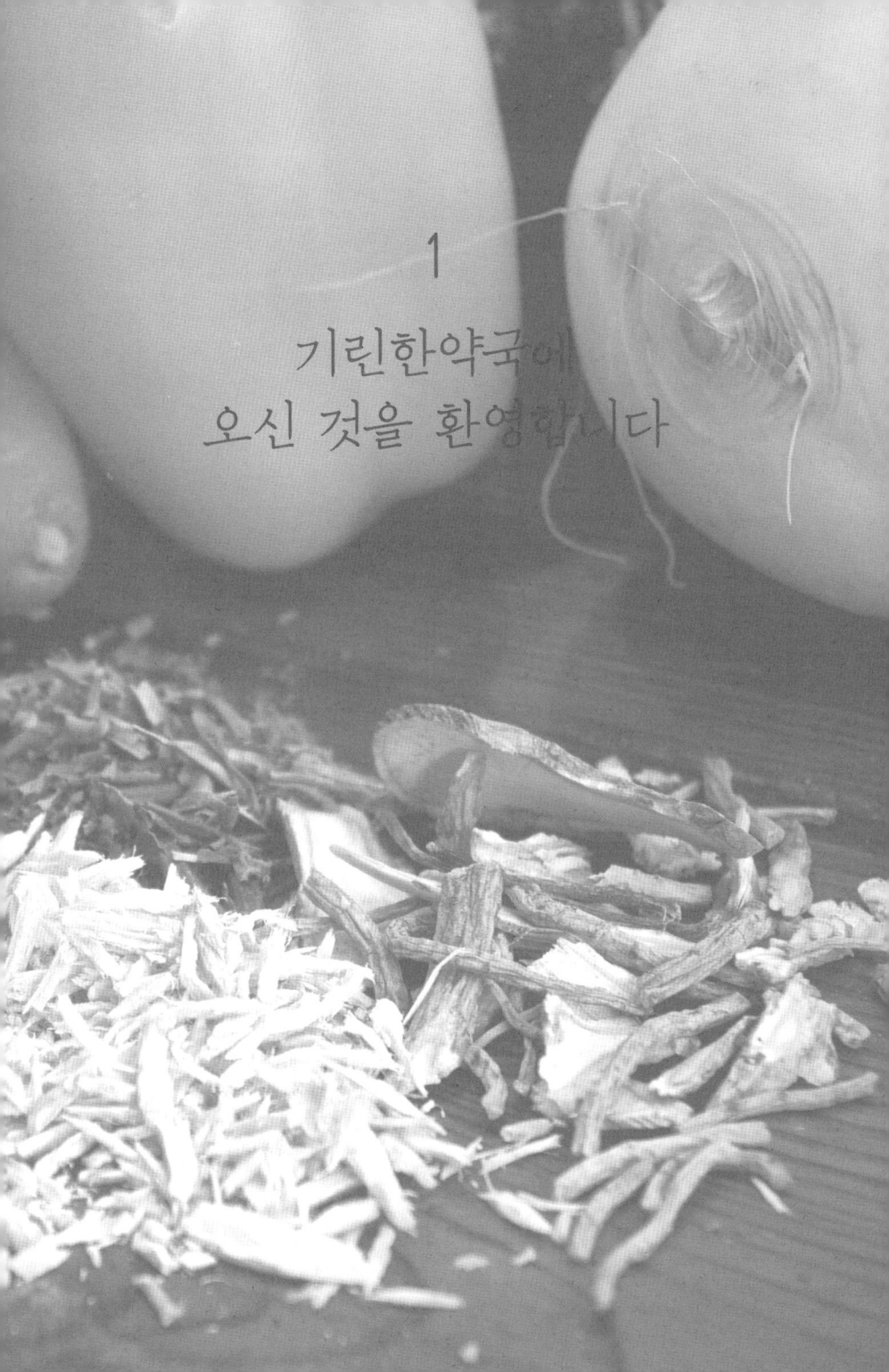

1
기린한약국에 오신 것을 환영합니다

목이 긴
기린이에요?

"목이 긴 기린이에요?"
기린한약국을 운영하면서 '기린'이라는 닉네임으로 온라인에서 활동하다 보니 본명보다 '기린'이라는 이름으로 나를 기억하는 경우가 많다. 사람들은 나를 '기린샘' 또는 '기린님'이라고 부른다. 사람들은 채식주의자인 내가 초식동물인 기린을 좋아해 그 이름을 사용하는 줄 알지만 사실은 그것이 아니다. 내 닉네임인 '기린麒麟'은 사슴의 몸에 소의 꼬리, 말과 비슷한 발굽을 가진 것으로 알려진, 상상 속의 동물이다. 오색찬란한 털로 몸을 감싸고 이마에는 기다란 뿔이 나 있는 이 동물은 성품이 온화하고 어질어 예부터 태평성대의 도래를 알리는 길상의 동물로 여겨졌다.

내가 기린을 닉네임으로 하게 된 이유는 간단하다. 뜻도 마음에 들었지만, 발음할 때마다 자신감을 북돋워주는 듯한 느낌이 들었기 때문이다. 그 덕분인지 기린을 닉네임으로 쓰면서부터 성격이 많이 바뀌었다. 학창시절의 나는 발표를 하거나 통솔하는 역할을 맡을 때마다 늘 다른 사람의 이목을 신경 쓰던 소심한 아이였다. 기린이라는 이름이 가진 비밀스런 힘은 그런 나를 채식이라는 새로운 삶의 방식과 만나도록 도와주었다. 그리고 채식에서 배운 가치는 내 삶의 기준이 되었다.

기린한약국에서는 비정기적으로 저녁 마실 콘서트를 연다. 한 번은 참가자들에게 자기 인생의 컬러를 옷이나 소품으로 표현해보자고 제안했다. 멋스러운 패션만큼이나 다양한 사연들이 등장했다. 그날 나는 쪽빛보다 민트색에 가까운 생활한복을 입었다. '기린'이라는 이름을 강조하려면 밝은 색감과 힘이 느껴지는 디자인이 어울리겠지만, 나 자신이 늘 그렇지는 않기 때문에 연한 푸른빛을 선택했다. 내 차례가 되었다. 목의 기운은 나무색인 녹색과 파랑의 청색을 상징하는데, 이 푸른색을 만나면서 채식 운동가가 되었다고 이야기하니 다들 고개를 끄덕여주었다. '꿈보다 해몽' 같기도 하다.

사람은 살아가면서 크게 운이 바뀌는 경우가 있다. 예를 들면 결혼 배우자를 잘 만나거나 사업이 술술 잘 풀릴 때, 드물게는 로또 1등에 당첨됐을 때 사람은 180도 다른 삶을 살게 된다. 나의 경우에는 기린이라는 이름을 만나면서부터 운이 바뀐 것 같다.

세속에 살았으면 큰 도둑이 될 팔자인데 출가를 해서 자기 운명을 구제했다는 스님의 말을 들은 적이 있다. 여성스러운 외모에 도시 깍쟁이처럼 보이는 내가 전국을 누비며 강의를 하고, 사람들에게 다가가 전단지를 나눠주고, 방송이나 신문, 온라인상에 얼굴을 내놓고 다닐 수 있게 된 것은 자연과 생명의 가치를 존중하는 채식을 만났기 때문이다. 이 운은 기린이라는 이름과 함께 찾아온 게 아닐까.

그런데 운運도 오래되면 명命으로 바뀌는가보다. 이제는 나의 삶만을 생각하는 일이 어색하고 낯설기까지 하다. 혼자 쭈그리고 앉아 어떻게 늙어갈까 고민하며 궁상떨었을 나에게, 기린이라는 이름은 넌지시 이야기한다. 걱정은 그만 붙들어 매고 인연이 닿는 대로 사람을 도우라고, 세상을 바꾸는 일이 나를 바꾸는 일이라고 말이다. 그렇게 생각하니 즐겁고 홀가분하다. 기린이라는 이름이 주는 가장 큰 선물은 바로 그것이다. 나를 자유롭게 만들어준다는 것.

채식한약국이라면
괜찮겠어

내가 채식을 시작한 것은 늦깎이로 대학을 졸업하고 한약사가 되어 사회에 나왔을 즈음이었다. 첫 대학을 졸업하고 20여 년의 세월이 흐르는 동안 내면의 길을 따라 여기저기를 다녀봤지만 여전히 채워지지 않는 갈망이 나를 늘 우울하게 했다. 돌고 돌아서 찾은 한약사의 길도 졸업할 즈음에는 막연히 불안해져 두렵고 답답했다. 한약국을 차리고 돈을 벌기 위해 홍보와 운영을 하는 일이 나에게 맞지 않는 옷인 것 같아 내키지 않았던 것 같다. 나는 침몰하는 배의 선장이 된 듯 점점 절박한 심정이 되어갔다. 그 무렵 내 얘기를 들은 한 선배가 마음을 안정시키는 데 도움이 될 거라며 채식을 권했다. 그런데 눈앞에 차려진 채식 밥상에는 도무지 먹을 만한 것이 없었다. 그나마 오이나 당근, 몇 가지 생야채, 콩나물과 두부가 있어 다행이었다.

일단 한번 해보자 싶어 그날부터 바로 실행에 옮겼다. 며칠이 지나면서 몸은 점점 야위어갔지만 이상하게 내면 깊숙한 곳은 평안해지는 게 느껴졌다. 채식은 육식의 즐거움을 대신할 만큼 충분한 매력이 있었다. 나와 내 속의 나는 점점 회복되고 있었다.

백일쯤 지났을 때, 번쩍 하고 머릿속에 섬광이 스쳤다. '내 경험을 살려서 채식한약국을 해보면 어떨까?' 채식한약국이라면 돈보다 내가 지향하는 가치를 존중하며 일할 수 있을 것이다. 일을 통해 생명운동을 할 수 있겠다는 생각이 들었다. 생각하면 할수록 마음에 들었다. 그동안 웅크려 있던 에너지들이 다 쏟아져나오는 듯 추진력에 가속도가 붙기 시작했다. 국내 유일의 '한방채식한약국'이라는 타이틀을 내걸고 기린한약국은 그렇게 문을 열었다.

한약국의 상징인 한약장을 제작할 때도 식물성 약재 이름만 적어달라고 부탁했다. 약초 이름이 가지런히 적힌 밝은 색감의 한약장이 도착하던 날, 내 가슴은 뿌듯함과 설렘으로 두근거렸다. 약초 주문하는 곳에도 미리 이야기를 해두었다. 녹용이나 백강잠(누에), 선태(매미허물), 별갑(자라등판), 귀판(남생이의 배판) 등의 동물성 약재는 빼고 식물성 한약재만 거래하겠노라고 말이다. 대신 유통되는 식물성 약재는 가격이 아무리 비싸더라도 최고 품질로 갖다달라고 했다.

채식의 가치를 좀 더 넓혀 보면 비단 먹는 것만의 문제에 그치지 않고 기후변화, 동물 권리, 기아 문제, 영적인 측면까지 두루 이야기할 수 있다. 채식한약국을 통해 이들의 연결고리를 차근차근 풀어나가고 싶었다. 나는 방 한가득 채식에 관련된 책들을 늘어놓고, 순간순간 떠오르는 생각을 적어놓은 포스트잇으로 벽을 도배하기 시작했다. 일을 벌이는 것이 이렇게 재미있었던 적은 처음이었다. 즐겁고 창의적인 생각이 새록새록 솟아나는 신나는 경험이었다.

채식과 관련된 문제 중 대표적인 것은 친환경^{Eco}이다. 친환경은 오늘을 살아가는 사람들의 키워드라고 할 수 있다. 친환경적인 직업을 일컫는 그린잡$^{Green\ Job}$은 생태적인 삶을 지향하는 사람이라면 누구나 꿈꾸는 일이다. 우리는 가끔 텔레비전이나 신문에서 억대 연봉을 포기하고 소박한 지역 활동가로 살아가는 사람의 이야기를 접한다. 역시 아무나 하는 게 아니라고 생각할 수도 있지만, 생각을 조금 바꿔보면 지금 내가 일하고 있는 곳에서도 그린잡을 만들어낼 수 있다. 그리고 그런 방법으로 환경에 기여할 수 있는 일은 생각보다 많다. 기존 환경에 대한 편견을 바꿔보는 것도 그중 하나가 될 수 있다. 내가 하는 일이 돈을 벌기 위해 억지로 해야 하는 고된 노동이 아니라 세상에 도움이 되는 시발점이라고 생각한다면 이것 또한 환경 운동이다. 에코디자인도 처음에 이런 발상에서 시작된 것이다.

그런 의미에서 기린한약국은 그린잡이다. 생계도 유지하고 생명도 살리고, 자아실현까지 할 수 있으니까 말이다. 그렇게 생각하면 나는 얼마나 많은 행운을 누리고 있는 것인가.

식물성 한약재만으로
충분해요?

국가고시에 합격하고 한약국을 열겠다는 확신이 들 무렵, 동물성 한약재로 약을 조제하는 실습을 한 적이 있다. 약재 감별 전문가에게 3개월 과정 수업을 들었는데 고가의 사향과 녹용을 넣은 약재 반죽을 동그랗게 빚은 후 금박을 입힌 공진단을 손으로 만드는 작업이었다. 나는 제법 손재주가 좋은 편이었다. 섬세하게 금박을 굴려 만든 공진단을 고급 포장박스에 담아 아버지께 선물했다. 아버지는 애지중지 아껴두었다가 지인과 친척 들에게 하나씩 선심을 쓰셨다. 구하기 힘든 귀한 약재라는 설명과 함께. 그때는 한약국을 열면 공진단을 직접 만들어 팔아봐야겠다고 생각하기도 했지만 나는 기린한약국을 연 후로 녹용을 비롯한 동물성 한약재를 한 번도 사용하지 않았다. 내가 배운 기술과 고가의 보약 들과는 이별을 해야 했지만 그것이 억울하지는 않았다. 오히려 배웠던 모든 기술들이 새롭게 정립되었다.

수업 시간에 '멸종 위기에 처한 야생 동식물종의 국제거래에 관한 협약CITES'에 대해 배운 적이 있다. 시험을 앞두고 거래가 금지된 몇몇 품목과 내용을 암기했던 기억이 난다. 서식지를 잃어버린 아프리카 코끼리들이 점점 줄어든다거나 뼈를 약재로 사용하기 위해 밀렵꾼들이 호랑이를 도살하고, 웅담(곰의 쓸개)을 얻기 위해 곰을 사육한다는 등의 내용이었다. 하지만 이 문제로 동기들과 진지하게 토론을 해본 적은 없다. 우리는 늘 암기해야 할 수많은 본초와 방제들로 머릿속이 꽉 차 있었다.

내가 동물성 한약재를 쓰지 않는 이유는 멸종 위기에 처한 동물들이 딱해서만은 아니다. 식물성 한약재만으로도 충분히 약효를 낼 수 있고, 사람의 병을 고칠 수 있다는 확신이 있어서였다. 그 첫 번째 증거가 바로 나 자신이었다. 나는 신경이 예민하고 소화 기능이 좋지 않아 스트레스를 받으면 이유 없이 쓰러지곤 해 병원에 실려 간 적도 있다. 그런데 채식을 시작한 뒤로는 몸이 가벼워졌고 마음도 편안해졌다. 비록 채식 식단에 대한 공부를 따로 하지 않은 상태에서 마구잡이로 시작하긴 했지만 말이다.

나는 본격적인 영양학 공부에 돌입했다. 나 자신부터 건강한 밥상으로 식사를 해야 환자들에게도 건강한 삶을 살 수 있도록 도와줄 수 있기 때문이다. 가끔 채식한약국에 대해 잘 모르고 방문한 사람들은 녹용을 넣어 보약을 지어달라고 떼를 쓰기도 한다. 그런 사람들은 육체가 허약하다기보다 스트레스와 과로로 인해 독소가 쌓여 건강이 나빠진 경우가 대부분이다. 이처럼 녹용을 사용하지 않는 한약국을 의아해하는 사람들에게는 나만의 방식으로 그 이유를 설명한다.

우리 몸은 냉장고와 쓰레기통을 둘 다 가지고 있다. 우리 몸에 들어온 음식들은 에너지원이 되어 근육이나 지방으로 자리 잡고 있다가 필요할 때 꺼내 쓰기도 하고, 때로는 그냥 쓰레기만 만드는 경우도 있다. 현대인들 대부분은 냉장고가 꽉 차서 쓰레기통으로 버려진 것들을 비우지 못해 병에 걸린다. 고단백 고지방 고칼로리의 동물성 식품과 정제 탄수화물 위주의 한쪽으로 치우친 영양 섭취를 하고 있기 때문이다. 이외에도 이들을 분해하고 흡수해 에너지원으로 사용할 수 있도록 돕는 비타민, 미네랄, 효소 등이 풍부한 음식들을 잘 먹지 않는 탓도 있다. 그러다 보니 냉장고에까지 쓰레기가 넘쳐나게 되는 것이다. 이미 꽉 찬 쓰레기통을 비울 생각은 하지 않고, 자꾸 뭘 더 넣으려고만 하니 병은 더 심해질 수밖에 없는 것이다.

동물성 한약재가 효능이 없다는 말이 아니다. 지나치게 많이 먹고 잘 움직이지 않으면서 스트레스를 많이 받는 현대인들에게는 고가의 보약 대신 몸의 균형을 바로잡아줄 수 있는 처방과 바른 식단이 필요하다는 것이다.

우리 몸에는 자기보호를 위한 면역체계와 대사 기능을 자율적으로 조절하는 자연치유력이 잘 발달되어 있다. 자연의 상태 그대로 편안하게 몸을 내버려두면 이런 시스템들이 잘 작동해 건강을 유지할 수 있다. 문제는 현대인들의 생활방식이다. 스트레스와 과음, 과식, 과로로 인해 몸의 자기치유 능력이 심각하게 저하되었다는 점이다. 이렇게 면역력이 떨어진 사람들은 만성질환에 시달리기 쉽다.

예전에는 어른들만 걸린다고 생각했던 고혈압, 고지혈증, 고콜레스테롤증, 당뇨병, 비만 등의 대사성 질환이 어린이들에게도 나타나고 있는 것이다. 게다가 요즘 어린 친구들은 아토피 피부염, 비염 등의 알레르기성 질환과 성조숙증, 과잉행동장애 등 이전에는 없던 질환들을 앓고 있다. 이 모든 질환들은 불균형한 식습관과 생활습관으로 인한 대사 기능 저하와 영양과잉 때문에 발병한다. 이들을 치료하는 데 고단백 고열량 보양식과 값비싼 동물성 약재로 만든 보약이 필요할까?

채식은 우리 몸에 독소를 형성하지 않을 뿐 아니라 오히려 적극적으로 독소를 분해하고 처리하는 데 탁월한 효과가 있다. 식물내재영양소라 불리는 피토케미컬^{phytochemical} 성분은 항산화 작용, 항균 작용이 탁월해서 항암제로도 쓰인다. 이들은 기특하게도 현대인들의 불치병을 고치는 일등 공신으로 주목받고 있다. 주로 식물의 표면에 존재하는 향기와 맛, 색소 성분들이 이러한 작용을 하는데 동물성에는 그런 것들이 전혀 들어 있지 않다. 식물성 한약처방은 주로 식물들의 이러한 정유 성분들을 활용해 처방된다. 이러한 식물성 약은 무리하게 몸에 들어가 면역체계를 좌지우지하지 않고 불필요한 독소들만 관리해 자체적인 면역체계를 정상으로 돌려놓기 때문에 체내 에너지대사에 긍정적 영향을 미친다. 인삼, 황기, 당귀, 천궁, 구기자, 오미자, 산수유 등 우리가 흔히 들어보았던 대부분의 한약재들은 모두 식물성이다. 인류의 역사가 이어져 내려오는 동안 음식으로도, 민간요법으로도 쓰였던 식물성 보약들이 동물성 보약보다 결코 효능이 떨어지지 않는다는 것은 이미 잘 알려진 사실이다.

　병도 인연이라는 말을 종종 한다. 나는 병을 고치는 사람과 환자도 인연이 아닐까 생각한다. 아무리 좋은 약을 쓴다 하더라도 환자의 마음을 열게 하고 두려움을 가라앉혀주지 못하면 병을 낫게 할 수 없다. 가끔 나보다 더 나를 믿는 분들이 있다. 그런 분들은 대부분 오래잖아 병이 낫는다. 신뢰는 가장 기본적이고도 훌륭한 약재이다. 기린한약국이 그동안 지속될 수 있었던 데는 병을 고치는 사람과 환자 사이에 교감과 신뢰가 있었기 때문일지 모른다.

식이요법 안 하면
약 안 지어준다면서요?

기린한약국을 표현할 때 반드시 앞에 붙이는 수식어가 있는데, 바로 '한방채식'이라는 표현이다. '한방'과 '채식'을 결합해 만들어낸 기린표 조어다. 그렇다고 한방채식이라는 말 속에 식물성 약재만 처방하는 곳이라는 뜻만 있는 것은 아니다. 채식 식이요법을 통해 체질 개선을 한다는 것이 핵심이다. 약을 지으러 오는 분들과 상담을 해보면 생활방식과 식습관에 문제가 있는 경우가 대부분이다. 약만 써서 낫기 어려운 병을 앓고 있으면서 오직 약으로만 낫게 해달라는 사람들을 만날 때면 곤혹스럽다. 생활방식과 식습관을 고치지 않는다면 어차피 잘 낫지 않을 것이다. 나아도 곧 재발될 것이 분명하다. 바쁘고 여유 없는 사람들을 설득해서 자신의 몸을 돌볼 수 있는 시간적 여유와 마음을 갖도록 하는 것이 내가 생각하는 가장 중요한 치료법이다.

"몸이 고장 난 것은 무언가 변화시켜달라는 메시지예요. 몸은 자꾸 내게 편지를 보내는데 답장은커녕 읽어보지도 않으니 얼마나 답답할까요? 몸과 대화의 문을 여세요. 내가 스스로 고쳐봐야겠다고 마음을 먹는 것만으로도 상당한 치유 효과가 있어요. 몸이 얼마나 기뻐하는지 몰라요."

나는 우리의 생각이나 마음보다 몸이 훨씬 더 지혜롭다고 믿는 사람이다. 말로 표현하지만 못할 뿐, 몸은 고유의 언어를 통해 많은 정보를 주고 있기 때문이다. 몸이 하고 싶은 말을 대신해서, 질환에 관련된 약초를 처방하고 일상생활에서 실천할 수 있는 식이요법과 생활방식을 안내하는 것이 바로 한방채식이다.

보통 병원이나 한의원을 방문하면 전문의와 상담하는 시간은 고작해야 십 분 남짓이다. 그나마도 진단하는 시간을 제외하면 눈을 마주치고 고개를 끄덕이며 대화하는 경우는 거의 없다시피 하다. 환자는 자신의 몸이 어떻게 안 좋아서 어떤 약을 먹어야 하는지도 모른 채 전문의의 소견에 따라 치료를 받게 된다. 어떤 의사 앞에서는 간단한 질문조차 하기 어렵고 민망할 때가 있다. 소위 전문가의 권위라는 것이 벽처럼 가로막고 서 있기 때문이다. 나는 병을 치료하는 사람으로서 이러한 벽을 허물고 환자들의 속내를 들어주고자 했다. 그들의 일상 속 생활방식을 함께 점검하고 스스로 병의 원인을 깨닫도록 돕고 싶었고, 자연스럽고 근본적인 치료 방법을 한방채식 한약국을 통해 풀어보고 싶었다. 무엇보다 약도 음식도 모두 먹는 행위이기 때문에 먹는 방법에 대한 자세한 상담과 전문적인 도움을 줄 수 있기를 바랐다.

하지만 아무리 좋은 방법이라도 규칙적인 생활 리듬을 유지하면서 식습관을 바꾸기란 쉬운 일이 아니다. 특히 술자리가 반복되는 직장에서 근무하는 중년 남성에게 약 먹는 동안 음주를 하지 말라고 하거나, 고기 없으면 밥을 안 먹는 어린이들에게 고기를 끊는 채식 식이요법을 권하는 것은 정말 어렵다. 학교에서 매일 두 번의 급식을 하는 학생들에게도 마찬가지이다. 처음에는 건성으로 그러겠다 대답을 하고 돌아간 몇몇 환자에게 속기도 했다. 다음 달 병증이 나아지지 않은 채로 다시 한약국을 찾은 이들에게 어떻게 식사했는지 물으면 어쩔 수 없는 현실에 대해 답답함을 토로한다. 그때는 정말 한숨이 나온다. 그러면 만일 당장 내일 암에 걸린다면 어떻게 할 것인지, 돈이나 직장, 친구보다 건강이 더 중요한 것이 아니냐는 뻔하고 상투적인 말로 협박을 한다. 어쩌겠는가. 이것이 내 역할인 것을. 여기에 십 년 후에 후회하지 말고 지금부터 시작하라는 한 마디를 덧붙인다. 내가 봐도 참 재미없는 멘트다. 그래도 개중에 이런 말은 좀 효과가 있는 듯했다.

"늘 100점만 맞으셨어요? 우리 80점 이상만 맞자고요. 어쩌다 실수하면 슬쩍 눈감아줄 수도 있어요. 때로는 금도 밟고 넘나들며 사는 게 인간적이죠. 그래도 중요한 건 내가 해야 한다는 걸 인식하는 거예요. 꾸준히 하는 게 제일 중요해요."

이 정도에는 사람들이 고개를 끄덕여준다. 그러면 나도 좀 안심이 된다.

악명 높은 채식 식이요법에 대해 얘기를 들었는지 미리부터 겁을 먹고 찾아오는 사람들도 있다. 매일 고기를 먹어야 하는 상황 때문에 선뜻 한약방을 오지 못한 직장인, 채식을 안 하면 약도 안 지어주냐는 질문을 하는 사람까지 있을 정도다. 그러나 내가 아무리 채식을 좋아한다 할지라도 모든 사람들에게 반드시 채식을 강요하지는 않는다. 가능하면 한번 채식을 해보라는 것이다. 해보면 몸이 반응하게 되고, 저절로 좋아지다 보면 노력할 필요가 없어지기 때문이다.

갑자기 고기를 끊는 일이 쉬울 리 없다. 오랫동안 익숙해진 습관과 입맛을 바꾸는 일에는 본능과 싸워야 하는 어려움이 따르기 때문이다. 게다가 사회생활을 하는 분들의 고충은 말해서 무엇하겠는가! 하지만 식이요법에 대한 의지를 가지고 생활하는 사람과 아무 대책 없이 먹고 싶은 대로, 여건이 되는 대로 먹는 사람 간에는 분명한 차이가 있다. 완벽할 수는 없어도 조금씩 줄어들 수 있기 때문이기도 하고, 스스로 의식하고 조절해나가는 것 자체가 공부가 되기 때문이기도 하다. 자신의 생활과 몸을 점검하는 습관은 결국 자신에 대한 관심에서 비롯된다. 나는 어떤 것에 관심을 갖도록 유도하고 격려하는 것이 전문가가 해야 할 역할이라고 생각한다. 약과 치료법에 의존하기보다 스스로 문제를 해결하려는 의지가 있는 사람은 생활방식을 적극적으로 개선할 수 있고 그렇지 않은 사람에 비해 치유 속도도 빠르다.

그런데 채식이 건강에 좋다는 건 알면서도, 채식을 하다가 영양실조에 걸릴까봐 걱정하는 사람도 많다. 한의학과 본초학을 공부하면서 내가 깨달은 것은 우리 밥상에 오르는 식재료들이 매우 뛰어난 약성과 효능을 가진 약초들이라는 사실이었다. 습관적으로 먹어온 음식들이 값비싼 보약의 재료로 사용되는 약초들과 다를 바 없다는 것을 알게 된 것이다.

가령 매일 주식으로 먹는 멥쌀을 한방에서는 갱미粳米라 부르는데, 맛이 달고 쓰면서 기를 보해 가슴갑갑증을 해소하며 설사를 멈추게 하는 효과가 있다. 한국인의 밥상에서 빠질 수 없는 된장의 주재료인 콩도 대표적인 약재이다. 우리 몸의 독소를 해독시키고, 소변을 잘 통하게 하며 기를 아래로 내려 마음을 안정시키는 효능이 있다. 이렇게 효능이 좋은 콩을 발효시켜 매 끼니마다 섭취해온 우리 조상들의 지혜에 감탄이 절로 나온다. 주식만이 아니라 매일 밥상에 오르는 반찬들도 모두 약재로서 효능이 있다. 배추는 달고 서늘한 성질을 가지고 폐와 위장과 대장으로 들어가 작용하는데, 갈증을 없애주고 가슴갑갑증을 치료한다. 무도 폐와 위장에 들어가 소화를 돕고 기를 내리며 기침과 출혈을 멈추게 한다. 오이는 시원한 성질을 가지고 있어서 해열과 해독 작용을 하고, 표고버섯은 항암 작용을 하면서 기를 북돋워준다. 시금치는 피를 맑게 하고 간의 열을 내려주며, 부추는 소화기를 따뜻하게 해주고 자양강장 효능을 가지고 있다. 이 밖에도 대부분의 식재료들이 각각 오장에 들어가 우리 몸을 이롭게 한다.

식재료도 약초처럼 각각의 성질과 온도가 달라서 체질별로 오장 중 어떤 장부에 병이 들었는가에 따라 다르게 적용될 수가 있다. 한약사는 약초의 성질을 이해하기 위해 전문적인 공부를 한다. 이들의 유효성분을 가장 효율적으로 추출하는 방법과 체질에 따라 필요한 가공 기술도 배운다. 그럼에도 임상에 나와 환자들을 만나면 가장 전문적인 지식은 몇 가지 비방 뒤에 숨겨버리기 일쑤다. 사용하지 않는 지식은 고물이나 쓰레기가 되고 만다. 어쩌면 이것은 한약사만의 문제가 아닐지 모르겠다. 책 속의 가치에 머물지 않고 실생활에서 우리 삶에 보탬이 될 수 있는 지식이야말로 진정한 지식이 아닐까. 그리고 그러한 전문인이야말로 모두에게 필요한 존재가 아닌지 생각해본다.

한약국의 일상

사람들은 가끔 나를 언론에 자주 등장하는 유명한 한의사로 착각한다. 신문이나 방송국에서도 처음에 나를 한의사라고 생각하고 얘기를 하다가 한약사인 걸 알고 당황하며 전화를 끊은 적도 있다. 그렇다, 나는 한의사가 아니고 한약사다. 한의대와 약대가 함께 있는 대학에만 개설되어 있는 약학대학의 한약학과를 졸업한, 말하자면 한방전문약사이다.

내가 한약사가 된 이유는 약초들과 교감하며 조용히 혼자서 시간을 보내는 일이 적성에 맞을 것 같았기 때문이다. 그리고 번잡하게 사람들을 일일이 상대하지 않아도 될 것 같았다. 일주일에 하루나 이틀 정도는 외부 강의나 행사가 있기 때문에 그런 날에는 한약국 문을 닫거나 반나절만 연다. 걸려 오는 전화라도 제때 받을 사람이 있으면 한결 편할 텐데, 왜 직원을 쓰지 않느냐고 묻는 사람들도 있다. 강의 다니랴, 상담하랴, 약 달이랴 분주한 나의 일상을 곁에서 바라보는 사람들은 누군가의 도움이 필요하겠다는 안쓰러움을 느끼는가보다.

하지만 나는 혼자가 편하다. 환자를 직접 상담하고, 그 사람의 병증에 맞는 약을 직접 조제하고, 약을 달이는 모든 과정이 내 일이라고 생각하기 때문이다. 대부분의 한의원에서는 아주머니들이나 간호조무사가 별다른 지식 없이 주어진 처방전대로 기계적으로 약을 달인다. 한의사를 떠올리면 가운이나 개량한복을 입고 한약장에서 약재를 꺼내 약봉지에 약을 조제하는 모습이 연상되지만, 실제로는 환자들을 진료하고 침을 놓기에도 너무나 바쁘기 때문에 약을 달일 시간적 여유가 없다. 반면 한약국에서는 침이나 물리치료 등의 의료 행위를 하지 않고 약만 다루기 때문에 상대적으로 시간적 여유가 있다. 그 덕분에 내가 외부 강의를 다니거나 채식 강좌 또는 작은 음악회 등을 열어 환자들과 만날 수 있는지도 모르겠다.

나는 약재를 만지며 교감하는 일이 재미있다. 약초 향기를 맡는 것이 좋고, 손으로 만지작거리는 것도 적성에 맞다. 외부 일정이 아무리 바빠도 모든 환자들의 약을 내가 직접 조제하고 탕전湯煎한다. 약재 하나하나를 약장에서 꺼내면서 그 환자를 다시 떠올리는 일도 치료의 한 과정이다. 유독 정이 가는 사람들이 있다. 살아온 세월의 흔적이 몸 구석구석에 나타나 있어 애처로운 마음을 느끼게 하거나 온 마음을 열어 자신의 치부를 드러내 보이고 간 사람들은 그 여운이 훨씬 더 강하다. 그런 사람들의 약을 조제할 때 나는 좀 더 깊이 명상하려고 노력한다. 종종 전화벨이 울려 집중력이 흐트러질 때도 있지만, 대부분은 예약을 받아 정해진 시간에 환자들을 만나기 때문에 약을 조제하고 탕전하는 시간만큼은 온전히 내 시간인 셈이다.

탕전하는 일은 섬세하고 전문적인 지식을 필요로 한다. 약재의 무게에 따라 물을 넣는 양이나 환자의 체질에 따라 조제하는 방법도 다 다르다. 몸이 냉한 사람들은 건강(말린 생강)이나 감초, 황금, 작약 등을 초해서(볶아서) 넣어야 하고, 출혈이 있는 경우에는 지유나 측백, 형개와 같은 약재들을 까맣게 태워 숯이 될 정도로 만든 후 탕전해야 한다. 박하, 곽향과 같이 방향성 정유 성분들이 처방의 효능을 좌우할 경우에는 후하(약을 달이는 중간에 넣는 것)해야 그 향기 성분이 휘발되지 않는데, 약 달이는 과정을 완전히 이해하지 않으면 간과할 수 있는 부분이다. 약탕기를 작동하는 일도 마찬가지이다. 초기 감기나 피부 질환 등 외부 감염에 의한 병증인 경우 전탕 시간이 2시간 30분을 넘기지 않아야 한다. 최초로 탕전 온도가 100도까지 올라간 다음에 은근하게 우려내는 시간을 포함해서 말이다. 소화 기능이 약한 사람들의 약도 마찬가지이다. 오래 달이면 약효 성분의 추출률을 높이는 효과가 있지만 한편으로는 불필요한 섬유질이나 불용성 성분들이 용출되어 소화장애를 유발할 수도 있다. 반대로 병증이 오래되고 중한 환자거나 기력이 쇠해 보약을 처방할 때는 전탕 시간을 넉넉히 잡아 오래 끓이는 것이 좋다.

하루 일과 중 탕전을 할 때가 가장 마음이 편안한 시간이다. 약탕기를 열어 부직포에 담긴 처방 약재와 물을 계량해 넣고 타이머를 작동시킨다. 그리고 나면 탕전이 다 되어 파우치에 약을 포장할 때까지 2~3시간은 자유시간이다. 이때 예약 상담이 있으면 시간은 금방 지나가지만, 그렇지 않은 경우에는 온전히 내가 하고 싶은 일을 할 수 있다. 나는 이 짧은 공백이 너무나 반갑다. 그래서 가끔은 좋아하는 차를 한 잔 준비하고 컴퓨터 앞에 앉아 차분하게 글을 쓰거나, 보조의자에 다리를 쭉 펴고 편한 자세로 좋아하는 책을 읽기도 한다. 음악을 틀어놓고 혼자서 아로마 테라피를 즐길 때도 있다. 또 마음이 차분해질 때면 가부좌를 틀고 앉아 명상을 하기도 한다. 이렇게 잔잔하고 평화로운 일상은 아무에게도 방해받지 않는 나만의 소중한 시간이다.

직원이 있다면 이런 자유를 만끽하기는 어려울 것이다. 나는 상담실 안에서만 자유를 느꼈을 것이고, 지저분한 것을 보면 직원의 얼굴이 먼저 떠오를 것이다. 그러나 지금의 나는 환자가 없는 시간엔 천방지축으로 한약국을 뛰어다니며 노래를 부르고 춤을 추며, 또 몸을 푼답시고 아주 우스꽝스러운 자세를 취하며 혼자 깔깔거리기도 한다. 시간이 남으면 벽에 그림을 그리기도 하고, 피아노 앞에 앉아 즉흥연주를 하면서 행복해하기도 한다. 이런 행복이 없다면 나는 사람들을 기꺼운 마음으로 치유할 수 없을 것이다. 약을 탕전한 후 포장기로 약을 넘겨 파우치에 담아 하나씩 택배 상자에 담는 일도 내 몫이다. 이 시간에만 하는 의식이 하나 더 있다. 포장기에서 떨어지는 파우치 하나하나를 세는 일이다. 물론 포장기에 숫자가 기록되기 때문에 일부러 셀 필요는 없지만, 그것은 어느새 습관이 되었다. 수를 세면서 그 사람을 위해 기도를 한다. 부디 나았으면 하는 바람을 담아내는 것이다. 나는 이 과정을 나만의 의식으로 지키려고 한다. 그렇게 기린한약국을 찾아오시는 모든 분들은 내 기도가 담긴 약을 처방받는다.

박스에 약을 담아 택배를 부칠 곳의 주소를 적고, 직접 찾으러 올 약에 손잡이를 다는 과정도 중요하다. 복용 시 주의사항과 피해야 할 음식도 함께 적어야 하기 때문이다. 바쁠 때는 종종 잊기도 하지만 마음에 긴 여운을 남기고 간 사람들에게는 작은 선물을 넣기도 한다. 선물 항목은 대부분 적은 양의 한방차나 약초인데, 가끔은 정기적으로 기고하는 잡지를 넣기도 한다. '고기없는월요일' 운동을 소개하는 전단지와 기린한약국 브로슈어도 빼놓지 않는다. 이 모든 과정에 내 마음과 정성이 담겨 있다. 어느 하나 중요하지 않은 것이 없다. 그래서 나는 가급적 예약을 받아 일정한 간격을 두고 상담을 하려고 노력한다. 환자가 너무 한꺼번에 몰리면 이 과정들을 온전히 즐길 수 없기 때문이다. 내가 일상에서 즐거움을 찾고 이를 사랑할 수 있는 이유는 이렇듯 과정을 소중하게 생각하기 때문이다. 기린한약국을 찾는 분들이 미리 예약을 해야 한다는 점이 다소 불편할 순 있지만 말이다.

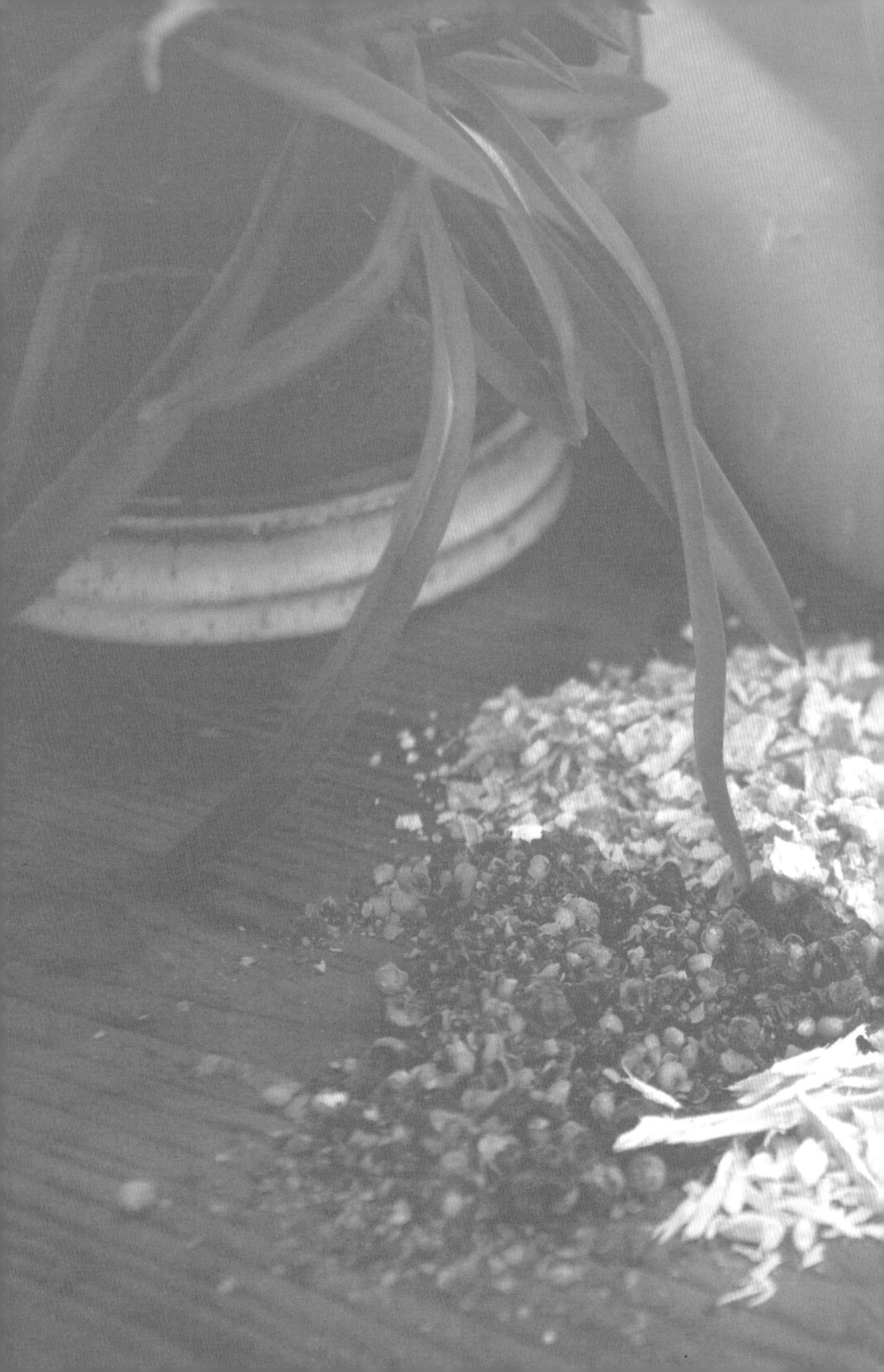

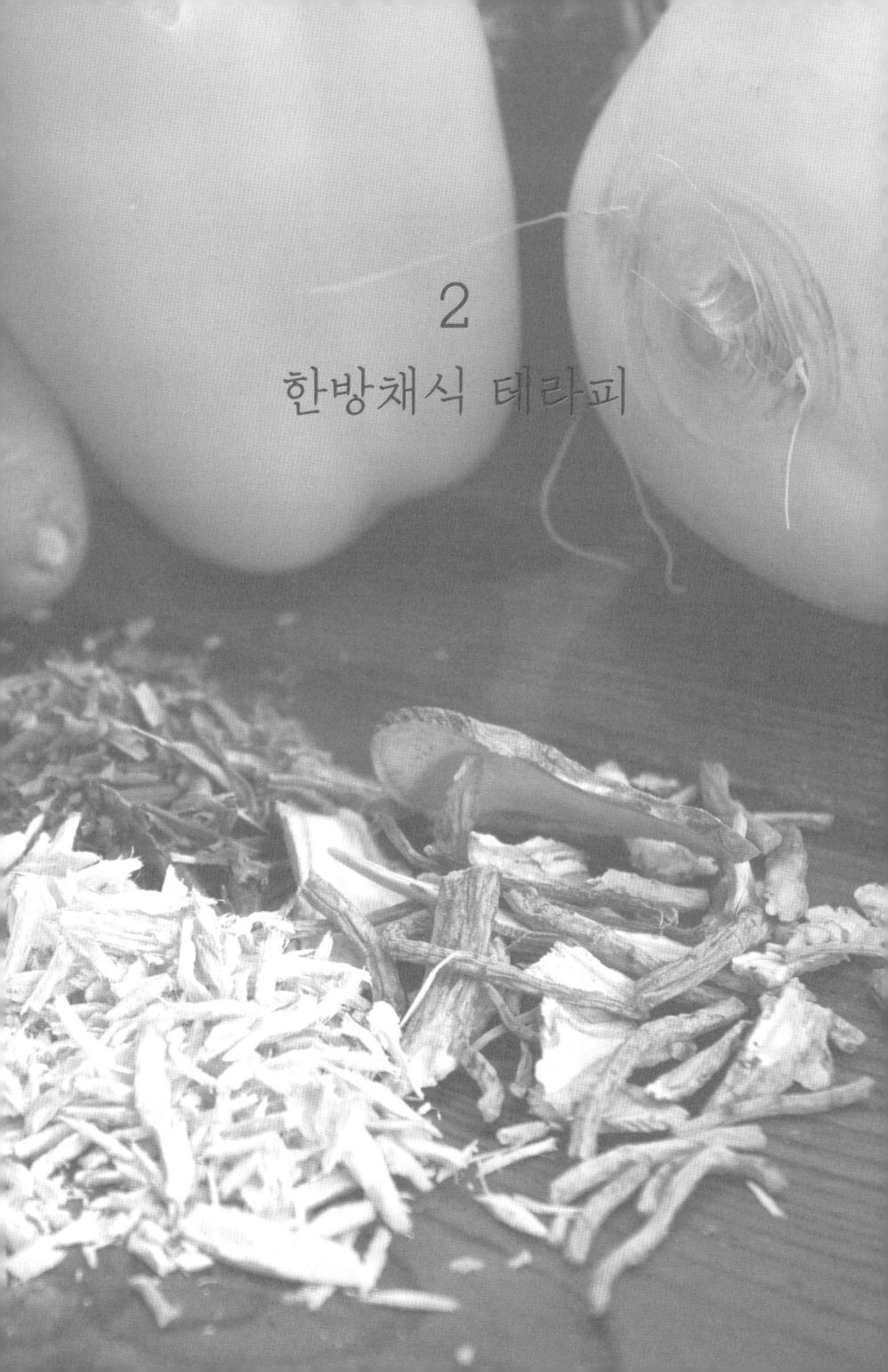

2
한방채식 테라피

당신의 몸은
어떤 감정을 갖고 있나요?

사람들은 대부분 좀 더 건강해지기 위해 채식을 선택한다. 동물을 사랑하는 사람들은 생명의 소중함을 깨닫고부터 고기 먹는 일을 다시 생각하게 되고, 누군가는 종교적인 이유에서 채식을 실천하기도 한다. 내 경우에는 채식이 마음의 평안을 얻기 위한 절박한 자구책이었다.

　기린한약국을 운영하면서 채식 강의를 위해 전국을 돌아다니고, 정기적인 소모임이나 영화제, 콘서트 등의 문화 행사를 진행하는 일이 일상이 되었다. 사람들은 나를 채식 운동가라고 부르지만 나는 내가 특정한 이미지로 규정되는 것이 그리 달갑지 않다. 한 개인의 가치관이 삶의 방식으로 표현되고 직업을 통해 자연스럽게 사회와 만나는 과정일 뿐인데, 마치 투사처럼 비치는 건 조금 우습다는 생각이 든다. 한곳에 얽매이기 싫어하는 야생마 같은 기질 때문인지 나는 어떤 것이든 자유롭고 자연스러운 편을 선호한다.

최근에는 사람들을 좀 더 자연스럽게 만나야겠다는 생각을 했다. 채식을 강요하거나 당위성을 강조하는 일방적인 형식이 아니라, 친구들이 만나서 수다를 떨듯 편안하게 이야기가 오고가는 즐거운 채식 강의를 하면 좋을 것 같았다. 일단 일주일에 한 번씩 네 번 만나는 한 달 프로그램을 개설했다. 첫날 나는 일방적으로 떠드는 것을 멈추고 사람들에게 질문을 던지는 것으로 운을 뗐다.

"당신의 몸은 어떤 감정을 갖고 있나요?"

처음에는 모두 내 질문에 조금 당황한 듯 쭈뼛거리는가 싶더니, 한 사람이 말문을 열자 물꼬가 트인 듯 서로 자신의 이야기를 털어놓기 시작했다.

"어린 시절에 난 내 몸을 좋아했어요. 결혼 후 시집살이를 하면서 살이 찌기 시작했는데 언젠가부터 마음에 드는 옷은 입을 수 없는 몸이 되고 말았죠. 체중계에 올라가는 일도 싫어지더군요. 처음엔 노력도 해봤어요. 그런데 화가 나면 뭐라도 먹어야 풀리더라고요. 먹는다기보다 먹어치운다는 표현이 맞겠어요. 닥치는 대로 먹고 또 먹어도, 더 먹을 수 있을 것 같은 허전한 기분, 아세요? 언제부턴가 내 몸이 다른 사람 눈에 어떻게 비치는지 의식하지 않게 됐죠."

"나는 자궁이 없어요. 맞벌이 하랴, 시집살이 하랴, 몸은 하난데 할 일은 많고, 이 눈치 저 눈치 보면서 병든 건 내 몸이죠. 시집 식구들과 있으면 아랫배가 부어오르는 기분이 들면서 가슴이 터질 것 같아요. 빨리 화장실로 달려가 일을 보지 않으면 온몸이 풍선처럼 부풀어오르는 기분이 들면서 답답해져요. 그러다가 어느 날 하혈을 했어요. 10m도 걷지 못할 정도로 기운이 없었어요. 결국 자궁을 들어냈어요. 더 이상 버틸 수가 없었으니까요. 그 후부터는 힘들 때마다 먹는 것으로 스트레스를 풀었어요. 퇴근하고 늦게 집에 돌아와서 아무거나 먹기 시작했어요. 혼자 먹는 게 심심하니까 자는 애들까지 깨워 같이 먹었어요. 왜 그토록 미련하게 스트레스를 받아도 말도 못하고, 먹는 것으로 풀어서 몸만 상하게 했는지 너무 후회가 돼요."

다른 사람들 앞에서 솔직하게 자신을 드러내는 일이 결코 쉽지는 않을 것이다. 하지만 자신이 몸에 대해 어떤 감정을 갖고 있는지를 듣는 것이 치료의 시작이다. 몸에는 이야기가 숨겨져 있다. 화가 날 때마다 혹은 외로울 때마다 무언가를 먹어왔고, 복부에 허벅지에 얼굴에 살이 늘어가면서 스스로에 대한 희망과 기대를 접는다. 왜 사람들은 그토록 먹는 것에 집착할까?

체중 120kg의 초고도비만인 남성은 먹는 것에 대한 감정을 이렇게 털어놓았다.

"하루 종일 일하고 먹고, 일하고 먹고, 밤 되면 자고 아침에 일어나 또 먹고 일하고…… 어느 날 나를 보니까 이렇게 살이 쪄 있더라고요. 가만히 앉아 있으면 아무거나 손이 닿는 대로 입에 넣어요. 맛이요? 그런 건 중요하지 않아요. 그냥 먹는 거예요. 허전하니까 뭐라도 먹어야 해요. 몇 년 전에 사업에 실패하면서 부모님 댁에 얹혀살게 되었어요. 마누라 눈치가 이만저만이 아니었죠. 아시잖아요? 남자들이 그런 상황에서 얼마나 스트레스를 받는지. 애들은 자라고, 돈은 없고, 다 내 잘못이니 남 탓 할 수도 없고, 얘기할 사람도 없고. 퇴근하고 나면 계속 뭘 먹게 돼요. 배가 불러야 잠을 잘 수 있으니까요."

기계처럼 반복되는 일상에 내가 왜 살아가는지에 대해 스스로 생각해볼 시간조차 낼 수 없다. 사람들은 생각하기 전에 일단 먹는다. 본능적으로!

살이 많이 찐 사람들일수록 마음이 여리고 약하다. 남들에게 표현하지 못하는 속내를, 혼자서 삭혀야 했던 수많은 시간들을, 그들은 먹는 것으로 해결해왔던 것이다. 더욱 슬픈 것은 그러한 자기 자신을 못마땅해하고 원망한다는 사실이다.

"우리 마누라 소원이 뭔지 아세요? 죽기 전에 내가 살 빠진 모습 한번 보는 거랍니다. 사실, 나도 정말 궁금해요. 나도 어렸을 때는 귀엽다는 소리 많이 들었거든요."

사람들은 자신이 살이 빠지고 멋진 몸매를 가지면 매력적인 사람이 될 것이라고 생각한다. 지금의 자신은 욕구불만투성이에 못난이라서 아무도 사랑해주지 않는다고 투덜거린다. 하지만 누군가를 사랑해서 눈에 콩깍지가 씌면 그 사람의 모든 것에 사로잡혀버리듯 사랑이란 어떤 조건도 전제로 하지 않는 것 아닐까. 지금의 당신 모습을 사랑할 수 없다면 살이 빠지고 날씬해진 당신이라 해도 더 사랑스러울 것 같지는 않다는 말이다.

스스로 자신의 몸에게 어떤 감정을 갖고 있는지 생각해보자. 있는 그대로의 나를 사랑하는 것이 첫 출발이다. 뚱뚱하든 못생겼든 돈을 잘 벌든 못 벌든 다 괜찮다. 사랑하는 데 조건을 달지 말고 있는 그대로를 먼저 사랑해보자.

화두를 들고
세금을 내라

"살도 빼고 싶고 피부도 좋아졌으면 해요. 혈압도 정상으로 떨어졌으면 좋겠고요. 그리고 요즘 들어 남편과 사이가 안 좋은데 사실 그게 근본적인 원인 같아요. 그것 때문에 자꾸 화가 나서 먹어요. 남편과 사이가 좋아지면…… 나아질까요? 그리고 애들 진로 문제 때문에 우울증에 걸렸어요. 그것도 고치고 싶어요. 아무래도 제가 전업주부이다 보니 자꾸 애들과 남편한테 집착하게 되네요. 저도 일을 하고 싶은데, 그런 것도 해결할 수 있을까요?"

자신의 몸에 대한 감정을 토로하는 동안 평소 불만을 가지고 있던 문제들이 수면 위로 떠오른다. 문제를 해결하기 위해 목표를 세우고 싶다면 구체적이고 단순할수록 좋다. 체중은 한 달 동안 몇 kg을 감량하고 싶은지, 남편과의 관계는 어느 정도로 편안해지길 원하는지, 정말로 새로운 일을 하고 싶다면 어떤 일을 하고 싶은지 생각해봐야 한다. 그리고 이것을 화두로 삼아 한 달을 살아가는 것이다.

여기에 한 가지가 더 있다.

세상에는 공짜가 없다. 목표를 달성하기 위해서는 피나는 훈련을 하면서 고통을 감내해야 한다. 김연아 박태환 선수가 어느 날 갑자기 금메달을 따게 된 게 아니듯 원하는 목표를 달성하기 위해서는 노력과 정성이 필요하다. 말하자면 세금을 내는 것이다. 나는 채식을 하면서 매일 한 번씩 『금강경』을 필사했다. 자신의 정성을 바칠 수 있는 것이 필요하다. 당신은 무엇을 걸겠는가? 적어도 한 달만이라도 본인이 해결하고 싶은 문제를 정하고 공을 들여보자. 매순간 떨어지는 물 한 방울이 바위를 뚫듯 매일 반복되는 노력이 마음의 힘을 길러준다. 이 과정에서 자신감이 회복되기도 한다. 물론 뚜렷한 목표와 납득할 만한 이유가 있어야 하고, 자신과의 약속을 꼭 지키겠다는 의지도 있어야 한다. 『금강경』을 필사하는 동안 내가 발견했던 것이 바로 그것이다. 마음의 힘이 생기면 원하는 것은 무엇이든 해낼 수 있다는 자신감이 생긴다.

"저는 교회를 다니니까 『잠언』서를 한 장씩 써볼래요."

"저는 백팔 배를 하고 싶어요. 운동도 되고 명상도 되고."

"저는 집 앞 저수지를 아침마다 산책할래요."

한 사람씩 자신의 숙제를 내게 보고했다.

"다들 너무 모범생이시군요. 너무 재미없는 숙제들만 가득하네요. 좀 기발하고 재미있는 것 좀 생각해보세요. 가령 매일 아침 일어나서 거울을 보고 '네가 최고야!'라고 오 분간 자뻑 멘트를 날려주는 건 어떨까요?"

사람들이 큰 소리로 웃는다.

"와! 제 스타일이네요! 저는 이제까지 일기를 한 번도 안 써봤는데요. 오늘부터 나 자신에게 편지를 보내듯 일기를 써보고 싶어요."

자신을 매력적이라고 생각하는 사람이 있는가 하면 스스로를 비하하며 초라하게 바라보는 사람들도 많다. 이런 사람들에게 자신이 멋있다고 느껴지는 행동이 무엇일까를 고민해보라고 했다. 자기 자신에게 떳떳하게 말할 수 있는 게 있다면 무엇이든 괜찮다. 스스로를 긍정하는 힘이 필요할 때가 있다. 배우자나 가족을 통해, 동료나 친구를 통해 확인받고 싶어 하는 그것 말이다.

"당신 멋지다. 최고야!"

사람들은 상대에게 인정받기 위해 살아가는지도 모른다. 그렇다고 아무도 인정해주지 않는다고 투덜대지는 말자. 내가 스스로를 인정해주면 된다. 옷장에서 제일 근사한 옷을 하나 골라 입어보자. 살이 너무 쪄서 맞지 않는다면 상상이라도 하며 거울의 나에게 말하는 것이다. "매력적인걸!" 좋은 생각이란 스스로에게 힘을 주는 생각이다. 영양이 많은 음식을 먹으면 힘이 나듯이 영양이 풍부한 생각을 해야 힘이 난다.

정신적인 만족도가 높은 사람일수록 물질적인 것에 덜 집착한다. 언젠가부터 먹는다는 것이 노래방에서 마음껏 노래를 부르며 스트레스를 푸는 일과 자신의 감정적 상처와 정신적 허기를 채우기 위한 통로가 되어버렸다. 목표를 향해 달려가는 치열한 전장 같은 삶의 무대에서 소외된 우리의 몸과 대화를 시작해보자.

"평소에 입고 싶은 옷들은 너무 비싸고 몸에도 맞지 않아 스트레스를 받곤 해요. 그래서 나는 속옷에 투자를 하죠. 나만을 위한 선물을 주는 거예요. 화가 나거나 우울할 때는 속옷을 사요. 조금 화려한 무늬나 색상을 선택하기도 하고 과감한 디자인에 도전하기도 하죠. 재미있어요. 내게 보상을 해준다는 게 많은 위로가 돼요."

여성이란 존재는 참 묘하고 흥미로운 데가 있다. 여성 특유의 스스로를 위로하는 에너지가 있어 가족들도, 타인들도 안아줄 수 있는 풍성한 가슴을 갖게 된 것이 아닐까 생각해본다. 그 에너지를 치유의 힘으로 활용해 다이어트를 즐겨보는 것은 어떨까. 스스로를 다독이고 위로하는 에너지, 수다를 떨며 공감해주는 힘으로 말이다. 한 달간 자기와의 약속을 지킨 사람들은 다른 사람보다 어딘가 더 자신감 있어 보인다. 물론 그들은 체중 감량에 성공하고 지병이 완치되기도 했다. 한방채식 테라피 과정을 통해 얻은 가장 값진 결과는 새로운 세상에 눈뜨게 되었다는 것이 아닐까. 채식이 어떻게 그들을 변화시켰는지 궁금하지 않은가.

푸드 히스토리,
내 인생의 음식은?

누구에게나 하나쯤 추억의 음식이 있다. 낯선 여행지에서 만난 이색적인 요리, 첫사랑의 추억을 담금질하는 군것질, 여고시절 야간자율학습 시간에 몰래 땡땡이 치고 나와 먹었던 라면과 떡볶이 등. 나이가 들면서 삶이 팍팍하고 때로는 외로울 때 옛일이 떠오르면서 자연스레 생각나는 음식이 있다.

"중학교 때 가출을 한 적이 있었어요. 학교생활에 적응하기 어려웠고 남들보다 사춘기를 호되게 겪었죠. 방황하며 돌아다니다가 어느 날 집에 돌아왔는데 할머니가 제게 주려고 밤을 한 바구니 삶아두신 거예요. 집밥이 그리웠던 터라 그때 너무나도 맛있게 먹었던 그 밤 맛을 지금도 잊을 수가 없어요. 그 뒤로 밤은 제가 제일 좋아하는 음식이 되었죠."

이 여성에게 밤은 가족의 사랑과 안식처이다. 방황하던 자신을 따뜻하게 맞아준 할머니를 연상케 하는 힐링 푸드Healing Food가 된 것이다. 그녀는 성인이 돼서도 외롭거나 위축되고 의기소침해질 때마다 밤을 찾아 먹었다고 한다. 음식과 연관된 기억의 단서들이 치유력을 발휘한 것이다. 또 다른 예도 있다.

"어머니는 늘 아침에 일을 하러 나가셨어요. 일어나보면 식탁 위에 김치찌개가 끓여져 있었는데, 항상 당면과 청양고추를 넣으셨죠. 하루 종일 김치찌개를 먹으며 행복해했던 것 같아요."

김치찌개처럼 평범한 음식이 어떻게 누군가에게 가장 잊을 수 없는 추억의 음식이 된 것일까? 김치찌개가 엄마를 대신해 하루 종일 그녀의 허기와 심심함을 채워준 '나를 위한 요리'였기 때문이다. 사람들은 누군가로부터 나만을 위한 요리를 대접받을 때 감동받는다. 혼자서 외로울 때라면 더욱 그럴 것이다.

당신은 어떤 음식을 평생 잊지 못할 추억의 요리로 간직하고 있는가? 사람들이 추억하는 음식은 의외로 특별하지 않다. 지금도 쉽게 먹을 수 있는 아주 평범한 것들이 대부분이다. 그럼에도 사람들의 기억 속에 행복한 기억과 아련한 인상으로 간직되어 있는 이유는 그들이 그 음식을 통해 사랑받는 기분을 느꼈기 때문이다. 그런 음식이 쉽게 잊힐 리 없다.

그런데 가끔은 그런 음식들이 몸에 좋지 않은 영향을 미치기도 한다. 40대 중반의 한 여성의 경우가 그랬다. 새벽에 일 나가는 그녀의 부모님은 아침밥 대신 카스텔라를 주었고 주말에는 영양을 보충해야 한다며 고깃집에 데려가곤 했다. 그녀는 어려서부터 알레르기성 피부염을 앓고 있었다. 스테로이드 연고도 발라보고 식이요법도 해봤지만 생리 전후로 나타나는 극심한 피부발진으로부터 벗어날 수 없었다. 우유와 계란, 밀가루 음식, 그리고 기름진 육식은 모두 알레르기를 유발하는 식품들이다. 카스텔라는 그녀에게 엄마가 차려주는 아침 밥상이었고, 주말에 먹는 고기는 온 가족이 함께 모여 나누는 따뜻한 사랑의 감정으로 추억되었지만 말이다.

아버지가 직업군인인 어떤 여성은 평소 요리를 안 하시는 아버지가 친구한테 배웠다며 큰 양은냄비에 온갖 재료를 잘게 썰어 짜장을 볶아 짜장면을 만들어준 기억 때문에 여전히 짜장면을 보면 침이 넘어갈 만큼 좋아한다. 어린 시절 먹을 것이 풍족하지 않았던 시골에서 자랐던 또 다른 여성은 매일 아침 집에서 기르던 닭이 낳은 달걀을 아침 반찬이나 도시락 반찬으로 먹었다. 성인이 된 이후에도 그녀는 냉장고에 반드시 달걀 두 판 정도는 넣어둬야 안심이 되곤 했다. 그녀는 콜레스테롤 수치가 정상치보다 높은 환자였으나 결코 달걀을 포기할 수 없다고 했다.

음식과 관련된 사람들의 추억을 들여다보면 왜 지금의 식습관을 갖게 되었고, 특정 음식을 그토록 좋아하고 싫어하게 되었는지 이유를 찾을 수 있다. 몸이 좋아하는 음식들이 때로는 마음의 욕구를 무시하는 경우도 있고, 반대로 마음이 즐거워하는 식사가 독소를 만들어내는 경우도 있다. 분명한 것은 우리가 정말로 행복하려면 몸과 마음이 함께 좋아하는 행복한 음식을 먹어야 한다는 것이다. 육식 위주의 식사를 하며 즐거운 추억을 가지고 있는 사람들에게 고기를 당장 끊고 현미밥과 채소로 차려진 자연식 밥상을 권하는 것은 이질적인 문화를 강요하는 것처럼 느껴질 수 있다. 아무리 몸에 좋은 음식이라고 말해도 긍정적인 감정을 불러일으키기 어렵기 때문이다. 식습관을 바꾸려면 먼저 감정의 변화를 유도해보자. 기분 좋고 즐거운 변화는 설렘을 주는 신선한 감정을 만들어낸다는 사실을 기억하자.

맛있는 음식 VS 건강한 음식

"어렸을 때, 엄마는 나물 반찬을 많이 해줬어요. 간은 담백하고 자극적이지 않았어요. 늘 한 번에 많이 만드셨기 때문에 일주일 내내 같은 음식을 먹곤 했어요. 음식을 먹으면서 행복하다고 느낀 적이 없었죠. 결혼하고 나서 시어머니의 반찬을 먹었는데 너무 맛있어서 행복하더라고요. 시어머니는 한 번 먹을 양만큼만 음식을 하셨고, 늘 다른 반찬, 다른 맛으로 가족들에게 행복을 주셨죠."

전라도 태생의 시어머니의 손맛에 매료된 이 여성은 결혼 후 먹거리에 관심을 갖기 시작했다. 맛집을 찾아다니며 이것저것 먹기 시작했고, 고기든 패스트푸드든 맛이 좋으면 뭐든 찾아 먹었다. 그러다 외국 출장을 간 그녀는 갑자기 몸에 이상한 변화를 느꼈다. 아무리 잠을 자도 피곤하고, 걸어 다니다가 어지럼증이 생기고 조금만 일을 해도 쉽게 지쳤다. 그전에는 특별히 아픈 적도 없고 회사에서 잔업과 야근을 할 때도 힘들어한 적이 없을 만큼 건강했던 그녀였다. 맛깔스런 음식 맛에 익숙해지면서 비로소 음식을 통한 행복을 느끼게 되었는데, 왜 갑자기 몸에 변화가 찾아왔을까? 그동안 먹어온 기름지고 맛깔스런 음식들이 오히려 그녀의 체력을 약하게 만들었던 것이다. 반면 그녀의 어머니는 맛있는 음식을 해주지는 못했지만 자연식 전통 밥상을 고수했기 때문에 그녀의 기초체력을 탄탄하게 만들어주는 데 큰 역할을 했다. 그녀는 그때까지만 해도 그 사실을 깨닫지 못하고 있었다.

현대인들은 음식을 통해 삶의 보람과 존재감을 느끼기도 한다. 좋아하는 사람과 맛있는 음식을 함께 먹을 때의 그 따뜻한 교감을 무엇에 비교할 수 있을까? 한 끼의 정겨운 식사 때문에 내가 살아있다는 사실이 감사하게 느껴지는 것은 음식을 통해 우리가 나눌 수 있는 것들이 많기 때문이다.

복부비만이 심각한 수준인 데다 혈압과 혈당에 문제가 있는 한 여성은 자신이 살이 찐 이유가 빵을 너무 좋아하기 때문이라고 했다.

"어렸을 때는 먹을 게 많이 없었는데, 아버지가 빵을 사다 옷장에 넣어두시고는 저만 하나씩 주시곤 했어요. 그게 어찌나 행복하고 맛있던지 그때부터 빵을 너무 좋아했던 것 같아요. 지금도 빵 먹을 때가 제일 행복해요."

그녀는 빵을 많이 먹으면 살이 찌고 혈당이 올라간다는 사실을 잘 알고 있었지만 그럼에도 식욕을 포기하지 못했다.

"이젠 아무도 나를 아빠처럼 사랑해주지 않아요."

그녀는 옆에서 묵묵히 이야기를 듣고 있는 남편을 겨냥한 듯 이야기했다. 남편은 멋쩍은 웃음을 지었다.

"이제 남편 분이 도와주셔야겠네요. 아내 분은 빵이 좋았던 게 아니라 아버지의 사랑이 그리웠던 겁니다. 남편께서 건강한 음식으로 한 번씩 선물을 하시면 어떨까요?"

그녀에게 아버지의 빵은 아버지의 사랑이었고, 이는 사랑받고 싶을 때마다 빵을 먹는 습관을 만들었다. 나는 그녀에게 건강한 음식을 통해 새로운 기억을 만들어줄 수 있는 사람은 남편뿐이라고 이야기했다. 그리고 그녀의 무의식이 건강한 음식을 먹을 때 사랑받는 감정을 느낄 수 있도록 변화하려면 지속적이고 안정적인 반복이 필요하다고 덧붙였다. 다시 말하면 좋은 습관을 몸과 마음이 받아들이기 위해서는 시간과 정성이 필요한 것이다. 다행히 그녀의 남편은 내 제안에 적극적으로 동의했고 아내를 위해 건강하고 맛있는 요리를 해주겠다고 약속했다.

다이어트를 위해 채식을 해온 한 직장 여성은 요즘 새로운 고민이 생겼다고 털어놓았다.

"열심히 식이요법을 해서 살을 빼는 데는 성공했는데요. 뭘 먹을 때마다 자꾸 칼로리 계산을 하게 돼요. 저녁에 조금만 많이 먹으면 불안하고, 회식자리에서도 편안하게 사람들과 어울리지 못하고 먹어도 되는 음식과 먹지 말아야 할 음식을 헤아리고 있는 저를 발견했죠. 음식에 강박증이 생긴 것 같아요. 평생 이렇게 살아야 하나요?"

날씬해지는 데는 성공했지만 스스로가 편안하게 이완된 삶의 주인공이 아니라 강박증에 걸린 환자처럼 느껴진다는 것이었다. 그녀에게 어렸을 때 제일 편안하게 먹었던 음식이 무엇이냐고 물었다.

"저는 바닷가에 살았는데요. 배가 들어오면 신선한 생선들을 즉석에서 회해서 먹거나, 간장 게장을 해서 먹었어요. 정말 맛있었죠. 김을 들기름에 굽는 동안 고소한 냄새가 온 집 안에 진동했던 기억을 잊을 수가 없어요."

채식 다이어트 이후 그녀는 예전처럼 맛있게 먹었던 음식들을 입에 댈 수 없었다. 추억의 한 축을 무너뜨리고 살게 된 것이다. 그녀는 별로 행복해 보이지 않았다. 그렇다고 다시 간장 게장을 먹고, 생선회를 먹으라고 조언할 수는 없었다. 그래서 새로운 제안을 했다.

"행복한 기억을 갖게 해준 음식을 지금은 먹을 수 없다는 것. 그것이 얼마나 가난한 일인가요? 자기 자신에게 그 상실감을 메워줄 다른 선물을 해보면 어때요? 간장 게장 대신 신선한 유기농 야채들로 장아찌를 직접 담가보는 것도 좋고요. 새로운 추억 만들기에 도전해보세요. 어렸을 때 먹었던 것처럼 김에 직접 들기름을 발라 구워보세요. 고소한 냄새를 맡아가면서 그때로 돌아가봐요. 지금도 먹을 수 있는 것들을 추억 속에만 가둬두지 말고, 직접 요리해보세요. 먹는다는 것은 정말 행복한 일이에요. 행복하게 먹는 습관을 시작해보세요. 그때만큼은 칼로리 계산하지 마시고, 그냥 즐기세요."

건강한 음식도 즐겁게 먹어야 약이 되는 법이다. 또한 맛있는 음식도 건강에 도움이 되어야 계속 먹을 수 있는 것이다. 가장 좋은 것은 건강한 음식을 맛있게 요리해서 계속 즐기며 먹는 것이다. 건강한 습관을 반복하는 것. 그것이 음식을 통해 행복해지는 방법이 아닐까.

나는 거울을 보지 않아요

"채식해서 살 빠지면 나 바람피울 거예요!"

한약국에서 열린 한방채식 테라피에 참석한 한 여성이 갑자기 소리 내어 엉엉 울기 시작했다. 오랫동안 응어리졌던 울음이 가슴속 우물에서 커다란 두레박을 길어올리듯 터져나왔.

"언젠가부터 남편이 저를 바라보는 눈빛이 달라졌어요. 저는 더 이상 남편한테 여자가 아니에요. 매일 반복되는 게 지겨워요. 그 사람은 절대 안 변할 거예요. 애들조차 나더러 불쌍하다고 해요. 나도 이제 내 인생을 살고 싶어요."

"좋아요, 그럼 일단 살부터 뺍시다. 내가 이혼 법정에 같이 가줄게요!"

조금 어색해진 분위기를 깨며 농담조로 던진 말에 함께 참석한 사람들이 소리 내어 웃었다.

그녀는 언젠가부터 거울을 보지 않는다고 했다. 어떤 스타일의 옷이 어울리는지조차 모르겠고 매일 세일하는 옷들만 주워 입다 보니 자신이 불쌍해져 홧김에 비싼 옷을 사지만, 아무리 비싼 옷을 입어도 그녀의 살들까지 가려주지는 못하더라며 거울 앞에 서는 것이 두렵다고 했다.

그녀는 몇 년간 채식 강의를 여러 번 들어봤지만 아이 셋을 둔 맏며느리인 탓에 채식을 실천하기가 어려웠다고 호소했다. 그녀는 정상 체중을 15kg 초과한 비만 상태였고, 우울증과 식이장애까지 앓고 있었다. 아침마다 얼굴과 손이 붓고 하루 종일 더부룩한 상태로 생활한다고 했다. 몸이 잘 붓는 사람들은 대개 많이 먹어서 살이 찌기보다 물만 먹어도 살이 찐다. 수분대사가 원활하지 않아 관절도 좋지 않고, 아침에 일어나면 얼굴이 부어 있는 데다 오후에는 팔다리까지 붓는다. 몸이 붓는다는 것은 마음 어딘가가 부어 있다는 것이다. 감정적인 울체, 즉 화병이 있는 사람들에게서 이런 증상을 많이 찾아볼 수 있다.

"어려서부터 저는 가냘픈 몸매에 여성적인 편이었어요. 생머리를 늘어뜨리고 다녔지요. 부모님은 자식들을 평등하게 대해주셨어요. 가족 내에서 성차별적인 대우도 없었고요. 막내여서 귀염을 많이 받고 자란 편이에요. 그런데 결혼 후 사정이 완전히 달라졌어요. 시어머니는 밥을 풀 때, 세 아들의 이름을 부르시며 세 공기만 담으셨죠. 저와 어머니는 아들들이 먹고 남는 밥을 모아 찬밥과 함께 먹었어요. 어떤 때는 고춧가루가 묻은 식은 밥을 먹어야 했어요. 생선을 구울 때도 세 아들을 위해 세 마리만 상에 올랐죠."

그녀는 늘 시댁 식구들이 자리를 비우고 나면 새로 흰밥을 지어 한 솥을 혼자 다 먹어치우곤 했는데, 아무리 먹어도 배가 부르지 않았다고 했다.

"시어머니에 대한 분노를 아이들에게 쏟았죠. 너희들 때문에 죽고 싶다고 폭언을 하며 소리를 지르곤 했어요. 미친 듯이 복받쳐서 울면서 말이에요. 그러고 나면 아이들한테 너무 미안했어요. 그래서 보상을 해주기 위해 애들이 좋아하는 고기나 프라이드치킨, 피자 등을 시켜주며 비위를 맞춰줬죠. 애들의 식습관이 안 좋아진 건 다 제 탓이에요."

감정적인 분노를 음식을 통해 해소하는 경우, 아무리 먹어도 포만감이 들지 않아 폭식을 하기가 쉽다. 계속되는 폭식으로 소화 기능이 손상되고 이로 인해 부종이 생기는 것이다. 이런 여성들의 몸과 마음의 붓기를 가라앉히는 데는 소화 기능을 잠시 쉬게 만드는 것이 도움이 된다. 아침에 부담스러운 음식을 먹는 대신 야채와 과일로 주스를 갈아 마시거나 부드러운 죽을 쑤어 먹는 것도 좋다. 단 늦은 저녁 야식은 절대 금물이다. 가능하면 다음 날 아침 식사까지의 간격을 12시간 이상 두고 저녁밥을 먹는 게 좋다. 충분히 휴식할수록 소화 기능이 좋아지기 때문이다. 나는 그녀에게 이 방법을 제안했다. 일주일 후 그녀는 아침마다 붓는 증상이 사라지고 있다고 했다. 채식을 하면 기운이 없을까봐 걱정했는데 오히려 몸이 가벼워져서 그런지 기운이 더 난다는 것이었다. 당연한 반응이다. 몸이 무겁고 쳐지거나 자꾸 붓고 기운이 없는 원인은 우리 몸에서 대사 기능이 정상적으로 이루어지지 않아 순환장애가 발생했기 때문이다. 몸에 독소가 쌓일수록, 노폐물이 많을수록 이런 상태에 빠지기 쉽다.

쓰레기로 가득 찬 집은 깨끗하게 청소부터 해야 한다. 값비싼 가구를 들여놓는 게 중요한 게 아니다. 아무리 고가의 가구를 샀다 하더라도 들여놓을 공간이 없기 때문이다. 우리 몸의 상태도 마찬가지이다. 일단 청소를 깨끗이 하고 나면 저절로 윤이 나고 빛이 나는 법이다.

나는 그녀에게 수분대사를 돕고 순환을 이롭게 하기 위해 율무, 진피(귤껍질)로 차를 끓여 마시도록 하고, 장을 따뜻하게 하는 말린 생강을 음식에 넣어보라고 권했다. 율무는 불필요한 수분을 배출시키면서 대사 기능을 정상화시키는 데 도움을 주는데, 한방에서는 의이인薏苡仁이라는 이름으로 사용된다. 나는 또 남편 대신 율무를 짝꿍으로 삼아 친해져보라고 조언했다. 외롭거나 울적할 때마다 율무차를 마시고, 율무로 된 스낵을 간식 삼아 먹으면서 다이어트를 해보자고 말이다. 현미와 율무로 강정을 만들어 씹어 먹으면 식욕도 조절되고 포만감도 느껴지기 때문에 다이어트에 도움이 된다.

사람들의 시선으로부터 조금씩 방치되는 여성들의 몸을 생각해본다. 더 이상 스스로를 매력적으로 바라볼 수 없을 때 다가오는 슬픔, 매력적인 여자이기보다는 밥 잘하고 살림 잘하는 주부일 때 편안해지는 관계들, 그리고 점점 늘어나는 뱃살과 굵어지는 허리…… 나는 일주일에 한 번씩 열리는 강좌에 올 때마다 몸매가 드러나는 가장 섹시한 옷을 입고 오라고 그녀에게 주문했다.

"남편의 시선이 당신을 잊어버리기 전에 당신 스스로가 먼저 포기한 거예요. 늦지 않았어요. 당신 속의 여성을 찾으세요. 아니, 당신을 찾아요! 매력적인 당신을 스스로 확인해보자고요. 매일 매력적인 당신을 찾을 때까지 거울을 계속 보세요. 자신을 사랑해주란 말이에요."

자신에 대해 관심을 가져주는 일. 그것이 치유의 시작이다. 전문가의 비방이나 대단한 시술이 필요한 게 아니다. 마음의 결을 어루만져주는 것, 스스로 꼬이고 닫혀버린 문을 열어 내 안의 자연 원리가 자연 그 자체인 자신을 스스로 치유할 수 있도록 기회를 주는 것. 그것이 바로 힐링이다.

폭식증과
우울증

많은 사람들이 식이요법을 통해 단기간에 원하는 몸을 만드는 일에 성공한다. 물론 실패하는 경우도 있지만, 적게 먹고 많이 움직이는 방법은 대부분의 사람들에게 효과적인 다이어트 방법이다. 그런데 문제는 이런 방식의 짧은 달리기는 지속 가능한 생활방식이 되기 어렵다는 것이다. 다이어트에 성공하더라도 1~2년 후에는 원래의 몸무게로 돌아가버려 좌절감을 안겨주는 경우가 많다. 우리 몸은 무리하게 체중을 감량한 만큼의 보상을 요구한다. 다시 예전의 상태로 돌아가지 않겠다는 의지는 점점 음식과 사람을 피하는 모습으로 나타난다. 그러다 보면 우울증이 찾아오기도 한다. 이제 다이어트는 삶의 가장 중요한 문제가 되고, 또한 주인이 되어 나 자신을 휘두르는 지경에 이르게 된다.

"저는 남들보다 많이 먹는 편은 아니에요. 그런데도 자꾸 살이 쪄요. 일부러 많이 안 먹으려고 하루 한 끼만 일반식을 하고, 공복감이 들 때는 야채를 생으로 씹어 먹는데, 살이 왜 안 빠질까요?"

정상 체중을 무려 40kg 이상 초과한 이 여성은 어렸을 때부터 비만이었던 자신의 유전자에 문제가 있다고 믿고 있었다. 어머니로부터 비만유전자를 물려받았다는 것이다. 물론 소아비만은 성인비만으로 진행될 확률이 훨씬 높다. 성장하면서 비만세포의 크기와 수가 늘어날 뿐 아니라 체질적으로도 비만하기 쉬운 산성 체질이 되어가기 때문이다. 그러나 절망할 필요는 없다. 마음을 바꾸면 체질도 바뀐다.

그녀는 어려서부터 다이어트에 대해 어머니의 간섭을 받아왔다. 그녀가 다이어트를 하려고 생채식을 하면 어머니는 그래서야 살이 빠지겠냐고 잔소리를 했고, 기분전환을 위해 원색의 옷이나 과감한 디자인의 옷을 입으면 남들 눈에 잘 띈다며 야단을 쳤다고 한다. 그러다 보니 그녀는 늘 다른 사람의 시선에 갇혀 무언가를 참아야 했고, 원하는 것을 포기해야 했다. 살을 빼는 과정과 원상태로 돌아오는 과정을 수개월마다 반복하는 동안 그녀는 점점 지쳐가고 있었다. 그녀는 특정 음식 알레르기 증상과 비염이 있었으며 만성우울증에 폭식과 구토를 반복하는 식이장애까지 앓고 있었다. 수많은 체중 감량 프로그램을 시도했지만, 효과는 잠시뿐 저울의 숫자는 다시 원래의 상태로 돌아오기를 반복했다.

그녀의 몸을 살펴보니 극단적인 체중 감량과 폭식을 반복하는 동안 체내에 독소가 발생해 축적된 상태였고, 잦은 폭식과 구토로 소화 기능도 많이 떨어져 있었다. 또한 생채식과 단식 등의 극단적

다이어트 방법을 따라 하면서 체열이 과도하게 냉해져 있었다. 여기에 구토하면서 위산이 역류되어 소화기 점막을 상하게 한 탓에 기상 후에는 부종이 생기고 천식 증상까지 나타났다. 조금만 찬 음식을 먹어도 구토나 설사를 했다. 그녀는 예민하면서 섬세한 성격을 가지고 있는 소음인이었다. 체질적으로 소화기를 약하게 타고난 소음인이 잘못된 식습관과 식이장애로 인해 더욱 소화 기능이 떨어져 있었던 것이다. 게다가 잇단 체중 감량의 실패로 자존감마저 매우 낮아져 있었다.

그녀가 한방채식 테라피를 시작하기 전까지 먹어온 음식들은 체질을 더욱 냉하게 만드는 것들이었다. 살을 빼기 위해 먹었다는 팥 달인 물이나 결명자차 또한 냉한 음식으로, 소음인에게는 맞지 않다. 소음인은 따뜻한 음식을 먹고 체열을 올려 소화 기능을 개선하는 것이 좋다. 나는 그녀에게 소음 체질에 맞는 식재료로 구성된 식단을 제안했다.

이전까지는 아침식사로 딱딱한 현미생식과 생야채 위주의 생채식을 했다면, 이제부터는 따뜻한 스프와 부드러운 유동식으로 바꿔보는 것이었다. 점심과 저녁 식단은 현미밥을 기본으로 오색야채와 콩류, 해조류를 골고루 섭취하고 생강, 마늘, 양파, 계피 등의 향신료를 넣은 요리로 몸을 따뜻하게 하도록 권했다. 더불어 소화를 돕고 혈액순환과 체열을 올려주는 진피차, 생강차, 대추차, 쑥차 등으로 차를 바꾸어 마시도록 했다.

그녀는 한 달간의 채식 식단으로 체중은 3.6kg이나 줄었고, 근육량은 1.9kg 늘었으며, 체지방률은 0.2% 감소했다. 중요한 것은 이 과정에서 폭식증과 우울증이 한 번도 일어나지 않았다는 것이다. 그녀는 석 달 동안 내가 제안해준 식단을 잘 지켰고, 그 결과 체중은 7.3kg이나 감량되었다.

내가 그녀에게 감탄한 이유는 단지 체중 감량 때문만이 아니었다. 채식을 하는 동안 갈등이 심했던 오빠와의 관계가 회복되었고, 늘 잔소리를 해온 어머니에게도 마음을 열기 시작해 가족들 모두가 오붓하고 단란한 시간을 보내고 있다는 반가운 소식 때문이었다.

신기하게도 우리 몸의 세포들은 감정 상태에 반응하고, 감정은 체질과 몸 상태에 영향을 받는다. 행복해하고 즐거워했던 기억과 떠올리기 괴로울 정도로 힘들었던 기억 모두 저장된다. 긍정적인 기억이 언제든 반복하고 싶은 추억으로 각인되는 것처럼 부정적인 기억들 또한 사라지지 않고 어떻게든 치유와 보상을 요구한다. 어린 시절 아프고 상처받았던 기억들이 성인이 되어서, 노인이 되어서까지 계속 떠오르는 까닭은 인간이 그것으로부터 자유로울 수 없는 감정적 동물이기 때문이다.

음식에 대한 감정도 마찬가지이다. 오로지 남에게 잘 보이기 위해 식욕을 억누르며 운동을 하고, 다이어트를 하는 동안 몸속에 어떤 감정이 생기는가는 진지하게 생각해볼 문제이다. 변화된 자신의 모습을 상상하며 스스로에게 격려와 위로를 건네는 사람은 그만큼 정신적인 만족도가 높고, 좋은 결과를 얻을 가능성이 크다. 그러나 살찐 자신을 미워하고 천덕꾸러기로 취급하며 거칠게 대하는 사람은 살은 더 빠질지 모르지만 만족감을 느낄 수 없다. 또한 스스로를 사랑하지도 못한다. 그러니 무엇보다 중요한 것은 자신이 어떤 성향과 체질을 가지고 있는지 몸과 대화를 나눔으로써 이해해야 한다는 것이다. 알면 보이고, 보이면 낫는다.

얼마 전 그녀가 전화를 걸어 흥분된 목소리로 소식 하나를 전했다. 그때 이후로 체중이 또 10kg 넘게 줄었다는 것이다. 그리고 그녀의 페이스북에서 또 하나의 좋은 소식을 발견했다. 그전에는 혈관이 약해서 헌혈을 못했는데 이제 드디어 헌혈을 할 수 있게 되었다는 내용이었다. 나는 얼른 마음을 담아 '좋아요'를 눌렀다.

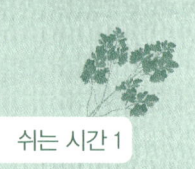

쉬는 시간 1

냉한 체질에 식이장애가 있는 이들을 위한 채식 식단

가끔 채식을 시작한 뒤로 오히려 더 몸이 안 좋아졌다는 분들이 찾아온다. 이는 전문가의 도움 없이 다른 사람의 식단을 무작정 따라 한 경우가 대부분이다. 채식을 시작하면서부터 오히려 폭식 습관이 생기고 탄수화물중독증에 시달리는 사람들도 의외로 많다. 글에 등장한 '그녀'처럼 냉한 체질을 가진 사람들이 자주 걸리는 식이장애를 치유하기 위한 채식 식단의 몇 가지 원칙을 소개해본다.

1. 규칙적인 시간에 식사하되 살이 찔까봐 두려워 일부러 굶는 일이 없도록 한다.
2. 생채식은 소화기를 차게 만드니 부드러운 유동식이나 따뜻한 수프, 죽으로 바꾼다. 소화 기능이 정상화되면 생채식을 해도 좋다.
3. 따뜻하게 할 수 있는 식재료를 레시피에 반영한다. 양파, 생강, 마늘, 계피 등의 향신료를 적당량 사용해 음식의 온도를 높인다.
4. 보리차, 팥 삶은 물, 결명자 차 등은 체질을 더욱 냉하게 만든다. 대신 율무차, 생강차, 대추차, 계피차, 쑥차, 볶은 현미차 등을 마신다.

* **그녀의 식단 예**

아침 — 오색채소, 견과류, 제철과일을 넣어 갈아 만든 주스
　　　(공복감이 심할 경우: 두유 첨가, 설사가 나거나 구토 증상이 있을 경우: 한 끼 단식 또는 현미생강죽 섭취)

점심 — 현미콩밥, 데친 두부, 쌈채소, 콩나물, 시래기나물, 젓갈이 안 들어간 김치, 생김

간식 — 제철과일, 견과류 20알

저녁 — 현미생강죽, 데친 두부, 나물 조금 또는 점심 식단과 동일

화려한 골드미스의 식생활

골드미스는 경제적으로 안정된 직장과 사회적 지위를 가지고 있는 고학력자 미혼여성들을 지칭하는 말이다. 우리 사회는 그녀들을 눈이 높아 수준에 맞는 남자는 만나기가 어렵고, 특별히 아쉬울 게 없으니 대충 맞춰서 결혼하는 것도 어려운 여성이라는 곱지 않은 시선으로 바라본다.

"나는 여자로 살고 싶지 않았어요. 엄마가 사는 모습을 볼 때마다 끔찍한 기분이 들곤 했죠. 단지 여자라는 이유로 부당한 대우를 받아야 한다는 게 억울했어요. 나는 엄마처럼 절대 살지 말아야겠다고 다짐했죠."

어머니 세대의 고생담을 들으며 자란 여성들 대부분은 결혼 후 자신이 같은 상황이 될까봐 두려워한다. 그리고 어느새 그것이 현실화됐음을 깨닫는 순간, 그녀들은 불행하다고 느낀다. 반대로 이러한 두려움에 맞서는 여성들도 있다. 사회에서뿐 아니라 남성들과의 경쟁에서 승리하는 것을 인생의 성공으로 생각하며 성장하는 것이다. 그녀들은 엘리트로서 칭찬과 부러움을 한 몸에 받고, 영예로운 왕관을 쓰듯 좋은 직장에도 들어간다. 그러나 결혼이라는 관문을 통과할 즈음에는 당혹스러운 현실에 맞부딪히게 된다. 더 이상 가족이나 사회는 그녀들을 긍정적으로 바라보지 않는다. 능력 있고 훌륭한 사회 구성원임에는 틀림없지만, 콧대 높고 다루기 힘든 애물단지로 취급하기 시작하는 것이다. 서른이 넘어가면서 결혼할 상대를 만나지 못하는 골드미스들은 자신의 성공을 누구보다 자랑스러워했던 부모들조차 그녀들을 몰아붙이는 상황에 초초해진다. 불안한 감정은 결혼에 대한 강박관념을 만들어낸다. 마치 대학입시 준비하듯 맹렬하게 배우자를 구하기 위해 맞선시장에 상품으로 나가는 자신이 초라하게 느껴지기도 한다. 평일에는 일하느라 여유가 없고, 주말이면 완벽하게 단장을 하고 새로운 상대를 만나 선을 보는 일이 새로운 일상이 되어버렸다. 그녀들은 쉬고 싶어도 쉴 수가 없는 것이다.

"이럴 줄 알았으면 어려서부터 차라리 화장술이나 요리수업 같은 걸 배워둘 걸 그랬어요. 지금껏 사회에서 성공해야 한다는 일념으로 살아왔는데, 나보다 공부도 못하고 평범하던 애들이 남자 잘 만나서 자식 낳고 더 편하고 행복하게 사는 것 같아요. 억울해서 미칠 것 같아요."

유학파 출신의 30대 여성은 몇 년 동안 반복되는 직장에서의 스트레스로 최근 건강 상태가 극도로 악화되었다. 잦은 해외 출장과 밤샘 근무로 생활 리듬이 많이 깨진 탓도 있고, 끼니도 제대로 못 챙기고 줄곧 일에만 매달린 때문이기도 하다. 갑작스런 탈진으로 병원 응급실에 실려 가기도 했던 그녀는 응급실 침대에 주삿바늘을 꽂고 누워서 이런 생각을 했다. '내가 왜 이렇게 살고 있지? 뭘 향해 달려가고 있는 거야?' 혼자 열정을 불사르며 동분서주하는 동안 나이가 들어버리고, 주변을 돌아보니 자신에게 맞는 상대가 없었다. 선택 가능한 것은 어떻게든 결혼을 하든지, 그냥 악착같이 회사에서 살아남든지 두 가지뿐이었다. 그러면서 자연스레 폭식하는 습관이 생겼다.

"예전에는 가능하면 야식을 먹지 않았어요. 직장생활 하려면 외모도 중요하니까요. 그런데 언젠가부터 통제가 잘 안 돼요. 가만히 있으면 자꾸 뭘 먹어야 하죠. 저녁을 먹고 나서도 라면을 먹고, 빵을 먹고 혼자 와인을 마시면서 피자를 시켜먹어요. 초콜릿이나 단 것도 많이 먹어요. 아침에 일어나면 얼굴이 부어 있죠. 이러다 안 되겠다 싶으면 다시 며칠 동안 쫄쫄 굶어보고, 그러다 다시 혼자 있을 때는 허전해서 자꾸 뭘 먹게 되더라고요."

그녀가 폭식 습관을 갖게 된 이유는 오랫동안 사회생활을 하면서 억눌렸던 여러 가지 감정들과 뜻대로 풀리지 않는 문제들로 인한 스트레스 때문인 것 같았다. 그녀의 이야기를 듣고 나자 내 가슴이 답답해졌다. 인생의 선배이자 한국 사회에서 교육받고 성장한 같은 여성으로서 충분히 공감할 수 있는 이야기였다. 나는 우선 그녀 자신의 가치가 사회의 기준에 의해 훼손당하지 않도록 자존감을 지키는 부분에 대해 조언했다. 남들 눈에 비친 자신이 아니라, 스스로가 원하는 자신의 모습에 몰입하도록 말이다. 또한 사회적 편견과 가부장적 가치관에 상처 입은 그녀에게는 자신만의 소소한 일상 속 여유를 찾는 것이 필요했다.

"우선 아침에 일어나면 직접 갈아 만든 주스 한 잔씩 마셔보세요."

체질적으로 추위를 많이 타고 소화 기능이 약한 그녀는 평소 대인관계에서 스트레스를 많이 받는 편이었다. 아침에 일어나기 싫을 정도로 몸이 노곤하고 찌뿌듯했고, 공복감이 느껴지면 속 쓰림 증상이 있기도 했다. 업무가 많아 신경이 곤두서는 날에는 위경련이 일어나기도 했다. 예민한 성격의 그녀에게 나는 한 달간 야채과일 주스로 아침식사를 할 것을 권했다. 레시피는 위산 분비를 조절해주고 위 점막을 보호해주는 양배추와 당근, 마를 기본으로 단맛이 나는 사과, 파인애플, 바나나 등의 제철과일을 넣어보라고 했다. 거기에 몸이 냉한 체질이니 생강을 조금 넣어보면 좋다는 말도 덧붙였다.

점심식사를 거의 외식으로 해결하는 직장인들에게 현미밥과 자연식 밥상을 챙겨 먹으라고 하는 건 무리일지 모르겠다. 하지만 방법이 전혀 없는 것은 아니다. 우선 자주 가는 식당 중 나물 위주의 한식 밥상이 나오는 곳을 찾아 반찬은 식당에서 먹고, 현미밥만 도시락으로 가지고 다니는 것이다. 너무 튀는 것 같아 마음이 편치 않다면, 직장 동료들을 몇 명 설득해 함께 도시락을 싸서 먹는 것도 방법이다. 그녀는 내 제안을 받아들였다. 다행히 동료 두 명이 그녀와 함께 도시락을 싸서 함께 점심을 먹었고, 덕분에 외식비를 줄여서 주말엔 함께 영화나 콘서트를 보고 수다를 떨 수 있었다. 그녀들의 주말을 위해 한 가지를 더 제안했다.

"자신에게 보상과 위로를 해주고 싶지 않아요? 주말마다 몸도 마음도 좀 푹 쉬게 해주는 건 어떨까요?"

주말 아침에는 누구나 게으름을 피우고 싶고, 침대에서 일어나기도 싫어진다. 이런 날 많은 음식을 요리하거나 먹는 것은 몸도 마음도 피곤한 일이다. 그래서 사람들이 주말에 주로 외식을 하는 것이겠지만, 나는 그녀에게 주말에만 주스 단식을 해보라고 권했다. 늦게 기상한 후에 저녁이 되기 전까지 생과일과 야채로 직접 갈아 만든 주스를 한 잔 마시고, 가벼운 운동이나 산책을 하는 것이다. 저녁에는 부드러운 수프를 끓여 마셔도 좋다. 하루 종일 유동식으로 식사하면서 몸을 쉬게 해주고 명상이나 요가 시간을 가져 일주일을 정리해보는 것이다. 요리를 해줘야 하는 가족이 있는 사람은 실천하기 어렵겠지만, 싱글들에게는 아주 간단하고 편리한 방법이다. 내가 처한 환경에 가장 적합한 방법으로 일상을 즐기면서 몸과 마음을 힐링할 수 있다면 이보다 더 좋은 건 없을 것이다. 그리고 일주일에 하루만이라도 자기 자신을 위해 요리를 해보길 권했다. 이는 자기 자신을 사랑하는 마음을 실천에 옮기는 일이며, 스스로에게 큰 위로가 될 것이기 때문이다.

그녀는 몇 개월 동안 내가 제안한 방법을 따라주었다. 폭식 충동은 그 이후에도 몇 번 있었지만, 주말 힐링 푸드를 즐기면서부터는 일상 속에서 자신만의 공간을 찾게 되었다며 고마워했다. 사회 구조가 개인 삶의 질과 행복에 어떠한 영향을 미치는지 우리는 잘 알고 있다. 특히 여성들에게서 나타나는 식이장애와 폭식 성향, 우울증 등은 더 이상 개인의 문제로 치부할 것이 아니지만, 여전히 그들만의 숙제로 취급되고 있다. 숙제를 푸는 방식은 개인의 성향과 환경마다 다르겠지만 몸과 마음을 쉬어주면서 내면과 소통한다면 분명 도움이 될 것이다.

중년 남성의
권태기와 소화장애

독신생활을 하는 사람들이 늘어나고는 있지만, 여전히 사람들은 사랑에 목말라 하고, 이성의 파트너를 갈망한다. 이런 갈망은 나이에 구애를 받지 않는 듯하다.

어느 날 결혼 10년 차의 한 중년 남성이 한약국을 방문했다. 그는 3년의 열애 끝에 결혼해서 아들과 딸을 두었다고 했다. 그런데 최근 들어 푹 퍼진 아내를 보면 짜증이 나고, 함께 나이 들어가는 것을 생각하면 안타깝기도 하다고 토로했다.

"얼마 전 우연히 한 여자를 알게 되었는데, 만날수록 그 사람이라면 평생, 늙어 죽을 때까지 함께 시간을 보내도 재미있을 것 같다는 생각이 들더군요. 애들 커나가는 걸 보면 예쁘고 좋다가도 아내를 바라보면 부담스러워요. 아내와 대화다운 대화를 나눠본 지도 오래됐네요."

뜻밖의 이야기에 당혹스럽기도 했지만, 그렇다고 당장에 아내와 관계를 정리할 마음은 없어 보였다. 이런 경우에는 정공법이 방책이다. 솔직한 대화를 통해 나의 마음 상태를 전달하고 상대의 마음을 공유하는 것이 혼자 끙끙 앓고 있는 것보다 낫다.

그는 아내와 진솔한 대화를 나눠볼 필요가 있다는 건 알지만, 한편으로는 서로 모진 소리만 오가지 않을까 두렵다고 했다. 그것이 문제다. 부부 사이의 마음 장벽! 내가 어떤 결론을 가지고 설득하려고 대화를 시도하다 보면 상대는 이미 내가 생각한 것과는 다른 결론으로 방어벽을 치곤 한다. 나는 그에게 문제를 해결하기 위해 서두르지 말라고 당부했다. 그리고 내가 갈등을 느낄 때 선택했던 방법을 제안했다. 채식을 하면서 조금씩 자신의 마음을 덜 공격적으로 상대에게 표현하는 방법에 대해 고민해보라고 말이다.

이 남성은 신경이 예민하고 섬세한 성격을 가진 소음 체질이었다. 걱정과 근심이 많아 늘 소화 기능이 좋지 않고, 찬 음식을 먹으면 설사를 하거나 탈이 난다고 했다. 몸이 냉해지면 신경도 더 날카로워지는 법이다. 부부 사이에 따뜻함을 잃어버린 것도 같은 맥락으로 볼 수 있을 것이다. 이 남성을 위해 몸을 따뜻하게 하는 식재료들에 대해 설명했다.

"음식을 드실 때, 고추나 마늘, 양파, 생강, 후추 같은 향신료를 조금 넉넉하게 넣어서 드셔보세요. 기름진 음식이나 맵고 짠 것, 너무 찬 음식을 피하시고 간을 담백하게 해서 천천히 식사하는 훈련을 하시는 것도 필요해요."

소화 기능이 좋지 않은 사람들은 대부분 인간관계나 외부와의 소통에 문제를 가지고 있다. 밖에서 소통하기 위해서는 우선 내 몸의 소화기가 잘 작동해야 한다. 나는 사람들이 맛있는 것을 먹고 편안하게 소화시킬 때 행복감을 느낄 수 있다고 믿는다. 내면의 갈등을 해결하려면 우선 휘둘리지 않고 문제를 바라볼 수 있는 힘이 있어야 한다. 자칫하다간 영영 외딴길로 접어들기도 하고, 실마리도 잡지 못한 채 방황만 하다 시간을 허비할 수도 있다. 채식은 마음의 힘을 쌓게 하는 놀라운 치유력을 가지고 있다.

내가 제안한 식사법을 따르기로 약속하고 돌아간 후 한 달쯤 지나 그에게서 연락이 왔다. 아내와의 서먹한 관계는 여전히 그대로지만, 다행히 소화 기능은 좋아지고 있어 채식을 더 해보고 싶다는 것이었다. 그러면서 인생의 새로운 변화를 체험하는 것 같다고 했다. 어쩌면 아내는 무료하게 반복적으로 살아가는 현재 자신의 거울 같은 존재가 아닐까 하는 생각이 들었다면서.

25세 청년의 고혈압

흔히 고혈압이라고 하면 중년을 넘긴 사람들의 만성질환으로 생각하기 쉽다. 하지만 고혈압은 대사성 질환의 하나로, 나이 때문이 아니라 혈관 내에 노폐물이나 지방의 축적으로 혈관벽이 좁아지면서 발생한다. 지나치게 기름진 육식 위주의 식사나 잦은 음주와 스트레스가 주원인으로 꼽힌다. 혈압은 일단 높아지면 평생 혈압약을 먹어야 한다고 알려져 있지만, 균형 잡힌 채식 식단으로도 얼마든지 고혈압을 다스릴 수 있다.

어느 날 밝고 쾌활한 성격을 가진 스물다섯 살의 꽃미남 청년이 한방채식 테라피에 참여했다. 분홍색이 감도는 얼굴빛에 살짝 상기된 듯한 모습이었다. 처음에는 수줍어하는 듯했지만 곧 적응을 했는지 자신의 상태에 대해 자세히 이야기하기 시작했다. 그런데 이야기 도중 자꾸 목소리가 올라가면서 쉽게 흥분하는 것이 느껴졌다. 사람의 선천적 특성은 부모님으로부터 물려받는 것인데, 그는 선천적으로 열이 잘 오르는 소양 체질로 보였다.

　꽃미남을 앞에 두고서 체질과 병증부터 파악하려 하니 이것도 직업병이다 싶었다. 혈압을 측정해보니 수축기 혈압이 159mmHg나 나왔다. 수축기 혈압이란 심실이 수축해 혈액이 동맥 속으로 밀려나갔을 때의 혈압을 말한다. 보통 혈압 측정 결과로 나오는 두 가지 숫자 중 더 높게 나오는 쪽을 수축기 혈압으로 본다. 수축기 혈압의 정상 기준이 120mmHg 내외이니 이 청년은 고혈압이었던 것이다. 청년의 얼굴에 띤 홍조는 심장에 열이 있는 사람들의 특징이다. 특히 양쪽 뺨 부위가 다른 곳보다 더 붉은 사람들은 심장에 열이 있으며, 고혈압을 의심해볼 수 있다.

　그는 어려서부터 몸이 허약해 온갖 보약과 보신 식품을 많이 먹고 자랐다고 했다. 안 먹어본 고기가 없을 정도로, 귀하다고 알려진 것들을 먹어왔지만 여전히 건강하지 못했고 이 때문에 살아가는 데 늘 자신감이 없었다. 그는 건강해지기 위해 스스로 공부를 시작했다고 했다. 과연 온갖 건강 서적과 의학 상식을 두루 섭렵해 웬만한 한방 전문용어도 척척 알아들을 정도로 박식했다. 하지만 정작 자신의 몸을 편하게 하는 데는 성공하지 못했다. 특히 자꾸 열이 오르면서 생기는 고혈압을 고치는 게 소원이라고 했다.

　그는 매일 백팔 배를 하면서 몸의 숙제인 고혈압을 고치기 위해 노력하겠다고 약속했다. 나는 그에게 소양 체질의 특성을 자세히 설명해주고, 소양 체질에 맞는 식재료들을 알려주었다. 몸이 약한 사람들은 단백질에 강박증을 느끼는 경우가 많다. 특히 음식을 먹을 때도 기름지고 값비싼 고지방, 고단백 음식을 챙겨 먹어야 한다고 믿는다. 하지만 그의 병증 치료에는 정반대의 식사법이 필요했다.

내가 제안한 식사 지침은 아주 단순했다. 아침에는 오이, 양배추, 가지, 샐러리 등 소양 체질에 맞는 시원한 성질의 식재료로 구성된 과일과 야채주스를 마시고, 점심에는 현미밥을 기본으로 체질에 맞는 식재료로 요리한 반찬과 혈액순환을 돕는 견과류, 색소 성분(피토케미컬)이 풍부한 컬러 푸드를 단순하게 조리해 섭취하라고 했다. 저녁에는 죽이나 수프 형태의 유동식으로 식사하고, 항산화 작용을 하는 식품군을 식단에 고루 배치하도록 권했다. 또한 젓갈이 들어가지 않은 김치와 저염 식단을 위주로, 아침과 저녁은 유동식으로, 점심은 고형식으로 식단을 구성해 한 달간 해보라고 했다. 또한 혈압을 조절할 수 있으면서 소양 체질에 맞는 구기자나 보리, 검은콩 등을 차로 마시거나, 식재료에 포함시키게 했다.

한 달 동안 백팔 배의 정성과 함께 그는 매일 식단일기를 작성했다. 그토록 맘먹은 일을 열정적으로 실천하는 것도 사실은 소양 체질의 특성 중 하나이다. 소양인들은 마음이 내키면 열심히 추진하고 실천한다. 다만 늘 끝이 흐지부지해서 탈이다. 이 청년에게 나는 처음보다는 마무리에 신경을 쓸 참이었다. 동기부여만 되면 무슨 일이든 열심히 시작하는 성격이지만, 끝으로 갈수록 열정이 식어버릴 수 있기 때문이다. 다행히 그는 쉽게 지치지 않았다. 채식을 시작한 지 2주 만에 혈압이 120mmHg로 떨어졌다는 것이 큰 동기부여가 되지 않았을까 싶다. 그 뒤로 일 년 이상 혈압은 한 번도 올라가지 않고 정상을 유지하고 있으니까 말이다. 그의 붉은 뺨과 분홍빛 얼굴도 조금씩 변했다. 전반적으로 혈색이 고르게 바뀌면서 인상 자체가 부드러워졌다. 더불어 찾아온 가장 큰 변화는 차분함이었다. 이야기를 할 때마다 옆 사람에게까지 전달되던 흥분과 고조되는 목소리 톤이 바뀌었다. 오래 이야기를 해도 한결같은 톤을 유지하면서 안정감을 주고 있었다. 본인 스스로는 혈압이 내려간 것보다 이 점이 더 마음에 든다고 했다. 한 달간의 채식 식단을 통해 그는 혈압이 정상으로 돌아왔고, 체중 2kg, 근육량 1.2kg 감량, 체지방률 2.2%가 감소되었다.

대부분 채식 식단을 통해 체중이 감소된 사람들은 근육량이 늘어나고 체지방률이 감소해 적정 체형으로 변하는 특징이 있다. 우리가 흔히 생각하듯이 고기를 못 먹어서 비쩍 마르는 게 아니라, 오히려 근육질 몸매로 변한다는 것을 눈으로 확인해볼 수 있다. 소양인은 체질상 외부 환경과 인간관계를 통한 자기 성취감이 강하고 봉사 정신이 강한 편인데, 이러한 성향이 그의 몸을 건강하게 하는 데 긍정적으로 작용했다. 그는 한 달 동안 식단을 바꾸면서 젓갈이 안 들어간 김치로 직접 김장도 담그고, 부모님을 위해서는 주스를 갈아드리면서 주변 사람들과 즐겁게 소통했다.

"도서관에 가서 제가 먹는 음식에 대한 여러 가지 정보를 찾아봤어요. 놀라운 것은 육식이 숲을 파괴하고, 기아 문제를 만들고, 물과 에너지를 낭비해서 지구온난화의 주범이 된다는 사실이었어요. 그전까지 저는 단지 채식은 살을 빼기 위한, 지병을 고치기 위한 다이어트 정도로만 생각했었어요. 하지만 이 과정에서 제가 사는 사회와, 함께 살아가는 다른 생명들과의 관계에 대한 많은 생각을 하게 되었죠. 저 자신이 훨씬 확장되고 성장한 느낌이 들어요. 인생의 큰 전환점이 된 것 같아요."

한 달 후의 놀라운 변화로 그는 새로운 삶의 방식에 눈뜨기 시작했다. 어느 날 나는 한 통의 편지와 와인을 배달받았다. 바로 그 청년으로부터였다. 그날이 나를 만난 지 일 년이 되는 날이고 자신이 완전채식을 실천한 지도 일 년째 되는 날이라고 적혀 있었다. 그는 채식을 통해 새로운 인생을 살게 되었다고 했다. 이제 채식을 통해 건강해지기 위한 과정이나 수단으로서가 아니라, 채식 자체의 가치에 눈뜨게 되었다는 것이다. 그는 나를 '기린 교'의 교주라고 부른다. 교주님을 따라 열심히 채식을 하겠노라고 우스갯소리로 문자를 종종 보내오더니, 최근 시작된 한방채식 테라피 강좌에는 그의 어머니가 등록을 하셨다.

초대하는 밥상

채식 강좌를 통해 얻은 열매 중 가장 감동적이고 값진 이야기 하나를 전하고 싶다. 초등학교 교사로 재직 중인 40대 후반의 한 여성의 이야기다. 그녀는 자궁적출 수술 이후 만성신우신염으로 두 차례 입원한 적이 있는 소양인이었다. 만성신우신염은 급성과 달리 특별한 증상이 없다가 빈혈, 쇠약감, 식욕 상실, 고혈압 등과 옆구리의 통증, 단백뇨, 혈뇨를 보이면서 만성신부전증이 될 수도 있는 병으로, 심한 경우에는 신장 기능을 상실하게 된다. 소양인은 장부 기능 중에서 소화 기능은 비교적 발달된 반면, 신장방광 계통을 약하게 타고났기 때문에 흔히 이 계통의 질환을 가지기 쉽다. 그녀의 경우가 전형적으로 그러했다. 체질적으로 열이 상부로 오르는 특성이 있어 몸의 진액이 부족하기 쉬운 탓에 만성기관지염과 만성피로증후군으로 간장과 신장 기능이 많이 떨어져서 전신 부종 증상이 있는 상태였다. 게다가 그녀는 평소 육식을 좋아하고 외식과 회식이 잦은 편인 데다 업무상 스트레스가 높고 과중한 업무량에 시달리고 있었다.

"저는 일중독자에 가까워요. 학교 일이라는 게 그렇잖아요. 매달 평가하고 평가받아야 할 것들로 넘쳐나죠. 그런데 문제는 제가 너무 이런 일을 잘하려고 애쓴다는 거예요. 밤을 새우든, 야근을 하든 일이 우선이었죠."

아이들에 대한 사랑과 일에 대한 열정이 지나치다는 게 병의 원인이었다. 그리고 좀 더 이야기를 들어보니 여성적 자의식이 이러한 태도를 부추기고 있었다. 결혼 후 시집살이를 하면서 집에서 행복을 느끼지 못한 그녀는 일을 통해 성취감을 느끼기 시작했다. 집에서는 아무리 열심히 해도 인정받지 못했는데 학교에서는 열심히 하면 능력을 인정해주었다. 그러다 어느 순간 일이 좋아졌고 미치도록 일했다. 지금 그녀의 몸은 만신창이가 돼버렸다.

나는 그녀의 피곤함이 잘못된 식단과 지나친 성취욕에서 기인한다는 사실을 이해시키려고 노력했다. 그리고 단백질 과잉 섭취로 인한 신장 기능 저하를 개선시키기 위해 식물성 단백질 섭취와 완전 현미 채식을 원칙으로 식단을 작성하도록 제안했다. 사람들은 흔히 단백질을 많이 먹으면 먹을수록 좋다고 생각한다. 그러나 단백질이란 하루 필요한 일정량을 제외하고는 모두 몸에서 내보내야 하는 골칫덩어리이다. 단백질을 과잉 섭취할 경우 가장 타격을 받는 장기가 바로 신장이다. 그녀의 신우신염과 만성피로증후군은 바로 단백질 섭취에 대한 잘못된 이해에서 비롯된 것이기도 했다. 나는 우선 그녀가 평소 좋아하는 육류, 생선, 계란, 우유 및 유제품 등의 동물성 단백질 식단 대신 오색채소와 섬유질이 풍부한 과일, 견과류, 해조류를 고루 섭취해 항산화 작용을 향상시키도록 했다. 그중 가장 기본적인 원칙은 규칙적인 시간에 식사하는 것을 지키라는 것이었다. 그리고 커피 대신 소양 체질에 맞는 박하 차, 결명자 차, 국화 차 등의 한방 차를 권했다. 아침 식단은 체질에 맞는 식재료들로 구성된 생주스 형태로 지속하고 간식이나 나머지 식단은 생으로 씹어 먹는 습관을 충분히 가질 수 있도록 제안했다.

그녀는 담임을 맡고 있는 학급의 학생들에게 선생님의 변화된 모습을 보여주겠노라고 선포를 했다. 그리고 매일 학급의 학생들 중 두 명씩을 자신의 책상으로 초대했다. 학생들과 함께 채식 도시락을 먹는 '초대하는 밥상' 프로그램은 그렇게 한 달간 지속되었다. 그녀 혼자 실천하다가는 중도에 포기할지도 모른다고 걱정을 하다가 떠오른 방법이라고 한다. 또한 아이들에게 채소를 사랑하는 계기를 만들어주고 싶은 마음도 있었다. 놀랍게도 '초대하는 밥상'을 함께 한 어린이들에게 긍정적인 변화가 시작되었다. 아이들은 선생님을 엄마라 부르기도 하고, 방과 후 학습에 참여 신청을 하는 등 적극적인 태도를 보였다. 선생님의 밥상은 점점 인기가 좋아졌고, 이웃 학급에도 소문이 나기 시작했다.

선생님은 혼자 먹는 밥상이 아니기 때문에 식단에 더욱 신경을 썼다고 한다. 매일 아침 오색채소를 맞춰 도시락을 싸느라 보통 때보다 준비 시간이 평균 한 시간 더 걸렸다. 식비 지출도 2배 이상 늘었을 것이다. 하지만 마음은 훨씬 풍요로워졌고, 아이들의 반응에 힘이 절로 났다. 게다가 아이들이 집에 가서 선생님과 밥상에 대한 자랑을 늘어놓자 이를 들은 학부모들이 학교로 과일 한 박스나 채소를 보내주기도 했다. 선생님의 이야기를 들으면서 가슴 깊은 곳에서 뜨거운 무언가가 느껴지고 눈물이 났다. 얼마나 아름답고 감사한 일인가.

선생님의 희생과 헌신은 고스란히 몸으로 보상되었다. 한 달간의 채식 식단으로 체중 5.8kg 감량, 근육량 3.5g 증가, 체지방률 6.8% 감소라는 놀라운 변화가 찾아왔다. 또한 한 달 전만 하더라도 142mmHg였던 그녀의 수축기 혈압이 채식 한 달 후에는 정상 기준인 120mmHg로 떨어졌다. 아침에 일어나면 얼굴이 붓고 주먹이 잘 쥐어지지 않는 증상과 오후만 되면 다리가 천근만근 무거워지던 증상도 사라졌다. 그러자 몸이 가벼워지고 혈색이 좋아졌다. 이를 지켜본 주변 사람들의 반응은 아주 뜨거웠다. 누가 보아도 달라진 그녀의 혈색과 몸매는 부러움의 대상이 될 수밖에 없었을 것이다.

하지만 큰 성과는 '초대하는 밥상'을 통해 매일 반 아이들과 데이트를 하면서 주고받은 사랑의 에너지가 아니었을까 싶다. 인스턴트 식품이나 주로 육류 요리에 탐닉하는 식습관을 가졌던 아이들이 채식을 좋아하게 되었다며 편지를 보내 오기도 했다. 또한 학급 구성원 간의 소통이 원활해지고 활기찬 학급 분위기가 조성되어 방과 후 학습 참여 인원이 자발적으로 늘어났다. 학기말 시험 결과에서는 같은 학년 중 가장 우수한 평가를 받은 학급으로 선정되기도 했다. 그녀는 이후 3개월간 꾸준히 채식을 계속했고, 그 결과 체중을 12kg

이나 더 감량할 수 있었다. 그녀는 앞으로 1년간 '초대하는 밥상'을 연장해 운영할 거라고 했다.

얼마 전 그녀에게서 안부전화가 왔다. 그녀는 학교에서 체력장을 실시하는 날, 아이들과 콜라비 하나를 30등분으로 나눠 먹었다는 이야기를 전했다. 그러면서 작은 것 하나라도 함께 나눠 먹는 것이 얼마나 기쁘고 소중한 것인지를 느끼도록 하는 것이 아이들에게 얼마나 좋은 교육인가를 깨닫게 되었다고 했다. 이 아이들이 언젠가 성장해 우리와 같은 나이가 되었을 때, 인생을 살아오면서 가장 행복하고 추억에 남는 음식이 무엇이냐고 누군가가 묻는다면 아마도 그들은 선생님의 '초대하는 밥상'과 콜라비 한쪽을 떠올리지 않을까 싶다.

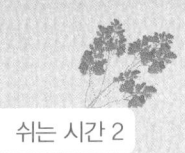

쉬는 시간 2

한방채식 테라피를 위한
체질별 디톡스주스와 건강수프

한방채식 테라피 과정에 참여하는 분들에게 자주 권하는 식단은 아침과 저녁을 3주간 유동식으로 식사하게 하고, 점심 한 끼를 현미밥 채식을 하도록 하는 방식이다. 이렇게 하면 소화 기능을 정상화시키는 데 도움을 줄 뿐만 아니라 간의 해독 기능이 회복되어 몸의 독소를 분해하는 효과가 탁월하다. 단 체질에 맞는 식품들로 레시피를 구성해야 하고, 음식에 대한 탐닉으로부터 자유로워져야 한다. 억지로 먹고 싶은 것을 참는 방식은 디톡스 기간이 지나고 나면 우리 몸을 원래 상태로 어김없이 돌리기 때문이다. 또한 체질에 맞지 않는 식품들을 장기간 섭취할 경우에는 오히려 건강이 악화되기도 한다. 따라서 가능하면 한방채식 테라피 과정을 통해 본인의 몸과 마음의 문제들을 자세히 들여다보고 여유를 가지고 진행해나가기를 권한다. 다음의 레시피들은 KBS TV 〈무엇이든 물어보세요〉에 출연해 시연했던 것이다. 제철과일로 본인의 입맛에 맞게 응용해보길 바란다.

* 오색야채주스

오색은 오장의 건강을 이롭게 하므로 한 끼 식단에 골고루 섭취하면 면역력을 증강시키면서 건강 체질로 만들어준다. 식물성 유용 성분인 피토케미컬을 가장 잘 흡수할 수 있는 방식은 생주스로 마시는 것이다. 하지만 체질적으로 극도로 냉한 체질이거나 소화 기능이 너무 떨어져 있다면 스프로 만들어 먹어도 좋다. 여기에 제시된 레시피에 얽매이지 말고, 제철과일과 야채를 다양하게 응용해보자.

1. 재료
브로콜리, 파프리카, 당근, 포도나 블루베리, 레몬, 과일식초, 견과류, 올리브오일, 마

2. 만드는 법
① 브로콜리, 파프리카, 당근, 포도나 블루베리 등 오색을 대표하는 야채와 과일들을 믹서에 넣는다.
② 레몬 1/2개나 과일식초를 1/2스푼 넣어 상큼한 맛을 낸다.
③ 견과류와 올리브오일도 조금 곁들이면 좋다. 브로콜리는 20초 정도 데친다.
④ 마, 파프리카, 당근, 포도는 생으로 준비한 후 재료를 모두 넣고 믹서에 간다.
(중증 질환이 아닌 예방 차원이라면, 기호에 따라 과실 발효액과 소금을 약간 가할 수 있다.)

3. 주의사항

① 조리 시 제철에 생산되는 재료들을 이용하는 것이 좋다.

② 몸이 냉한 사람들은 모든 재료들을 넣고 중간불로 끓인다. 이때 포도나 블루베리, 레몬 대신 양파와 생강을 넣는다.

* 당뇨 환자에게 좋은 토마토 양파 수프

토마토의 항암 작용과 혈압 조절 작용을 하는 라이코펜 성분은 생으로 먹을 때보다 익혔을 때 좀 더 흡수율이 높다. 양파를 곁들이면 당뇨 환자들이 집착하는 단맛을 보충하면서도 혈당을 조절해주어 좋다.

1. 재료

토마토 2개, 양파 1개, 목이버섯 2개, 표고버섯 1개

2. 만드는 법

① 잘 익은 토마토 2개와 양파 1개, 목이버섯 두 개와 표고버섯 1개를 같이 넣어 중불로 은근하게 끓인다.

② 물이 끓으면 불을 줄여 은근하게 1시간 정도 더 달이면 된다.

③ 토마토와 양파는 4등분하고, 표고와 목이버섯은 통으로 넣는다.

3. 주의사항

① 몸이 냉한 사람들은 여기에 생강과 계피를 통으로 넣고 끓이면 좋다. 향미도 풍부해질 뿐만 아니라 속을 따뜻하게 풀어주어 당뇨뿐 아니라 감기 예방 및 위장 기능에도 개선 효과가 있다.

② 열이 있는 사람들은 스프를 끓였다가 식힌 후 샐러리 한 줄기 오이 1/2개 레몬 1/2개를 넣어 믹서에 갈아 마신다. 의외로 식감이 상큼하면서도 갈증을 해소시켜주어 더운 체질자들의 당뇨식으로 좋다.

* 고혈압에 좋은 검정콩다시마 수프

혈압 조절이 잘 안 되는 분들은 혈관 내에 지방이나 독소가 끼어 있기 때문이다. 혈관을 깨끗하게 만들어주면서도 몸의 체열을 관리해줄 수 있는 식품들이 도움이 된다. 한방에서 심장의 불기운은 신장의 물 기운으로 다스리는데, 음식으로는 검은색 음식이 여기에 해당된다. 검은콩과 다시마를 이용해 심장의 뜨거운 불을 다스리고, 혈관에 낀 때를 청소해보자.

1. 재료
다시마 30g, 검정콩 50g

2. 만드는 법
① 다시마 30g을 1~2시간 불리면 끈끈한 알긴산이 용출되어 나온다. 너무 많이 용출되면 단백질을 배출해버리므로 이 정도만 우려낸 후 다시마는 건져낸다.
② ①에 검정콩 50g 정도를 넣어 중불로 끓인다.
③ 물이 끓으면 약불로 줄여 은근하게 다시 1시간을 끓인다.

3. 주의사항
여름에는 냉장고에 넣어두어 시원하게 마시면 좋고, 겨울에는 따뜻하게 마시면 속을 풀어주면서 정신적으로도 이완시켜주는 효능이 있다. 특히 검정콩은 신장의 물 기운을 잘 돌게 만들어주어 노화로 인한 탈모나 생식 기능 저하에도 도움을 준다. 자꾸 화를 내거나 얼굴이 붉어지면서 짜증이 나는 사람들이라면 이 수프를 애용해보자.

* 뇌의 건강에 좋은 수프
한방에서 뇌는 심장 기능과 밀접한 연관이 있다. 심장에 열이 많은 사람들은 화병에 걸리기 쉽고, 심장이 허약한 사람들은 잘 놀라면서 우울해지기 쉽다. 뇌세포끼리 연결해주는 시냅스의 수를 늘리려면 뇌로 가는 혈류량을 증가시키면서 순환을 도와야 한다. 또한 정신적으로 안정감을 주면서 기운을 아래로 차분하게 내려주는 것이 필요하다.
한방에서는 가을철의 대표적인 꽃인 국화가 이런 작용을 하는 것으로 알려져 있다. 꽃봉오리가 작은 산국은 쓴맛이 강하면서 효능 면에서도 뛰어나지만, 구하기가 어렵다. 이럴 경우 공기 좋은 시골에서 자생하는 국화를 잘 감상하다가 가을이 갈 무렵에 채취해 말려두었다가 차로 음용해보자. 쓴맛을 줄이기 위해 정신을 안정시키는 효능이 있는 대추와 호두를 곁들여도 좋다. 또한 콩을 넣으면 심장의 열을 내려주는 데 도움이 된다. 여기에 유기농 귤을 먹고 껍질을 말려두었다가 섞으면 기의 순환을 도와 여러모로 좋다. 몸에 열이 많고 혈압이 있는 분들이라면 대추를 빼는 게 좋겠다.

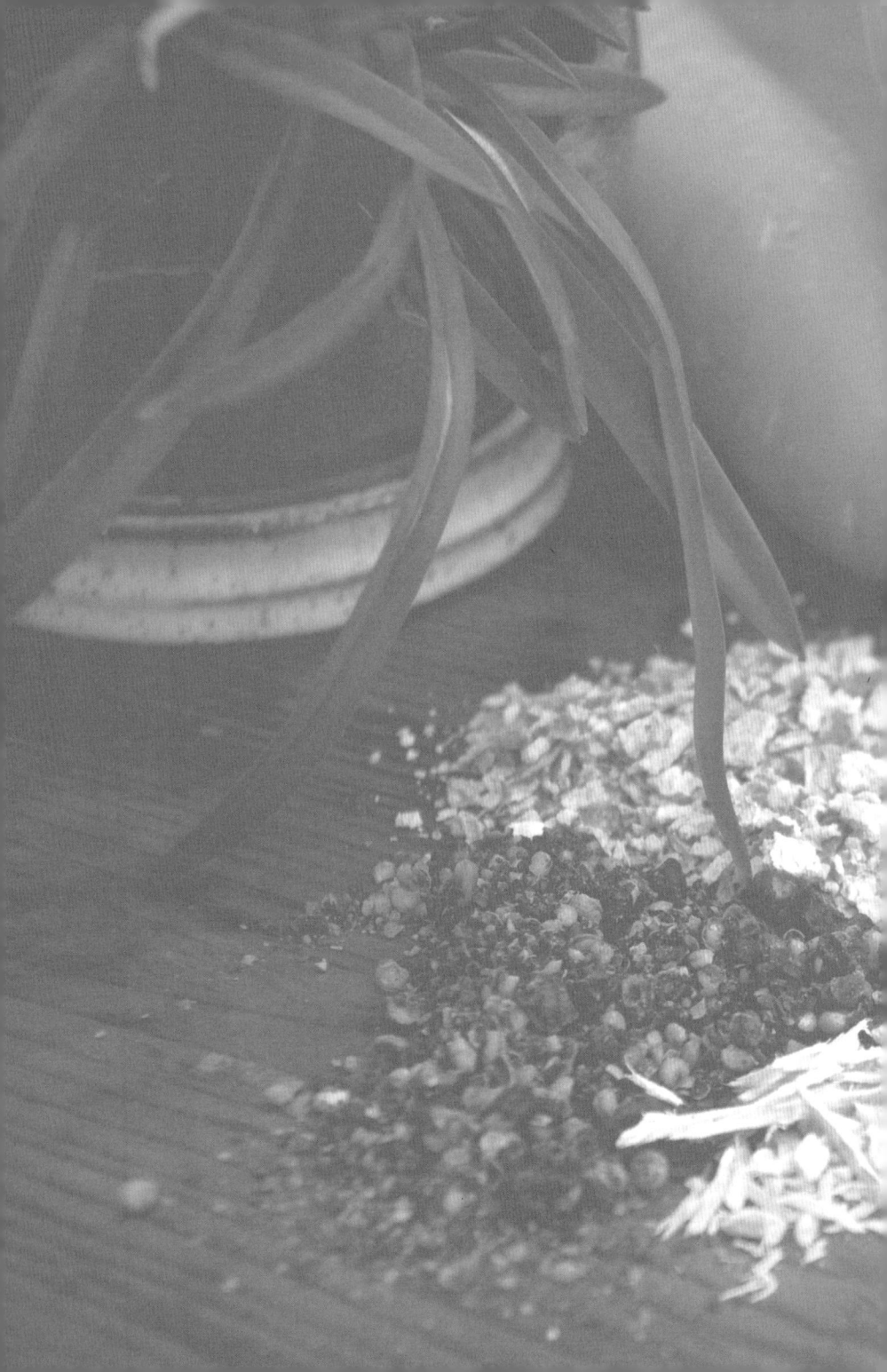

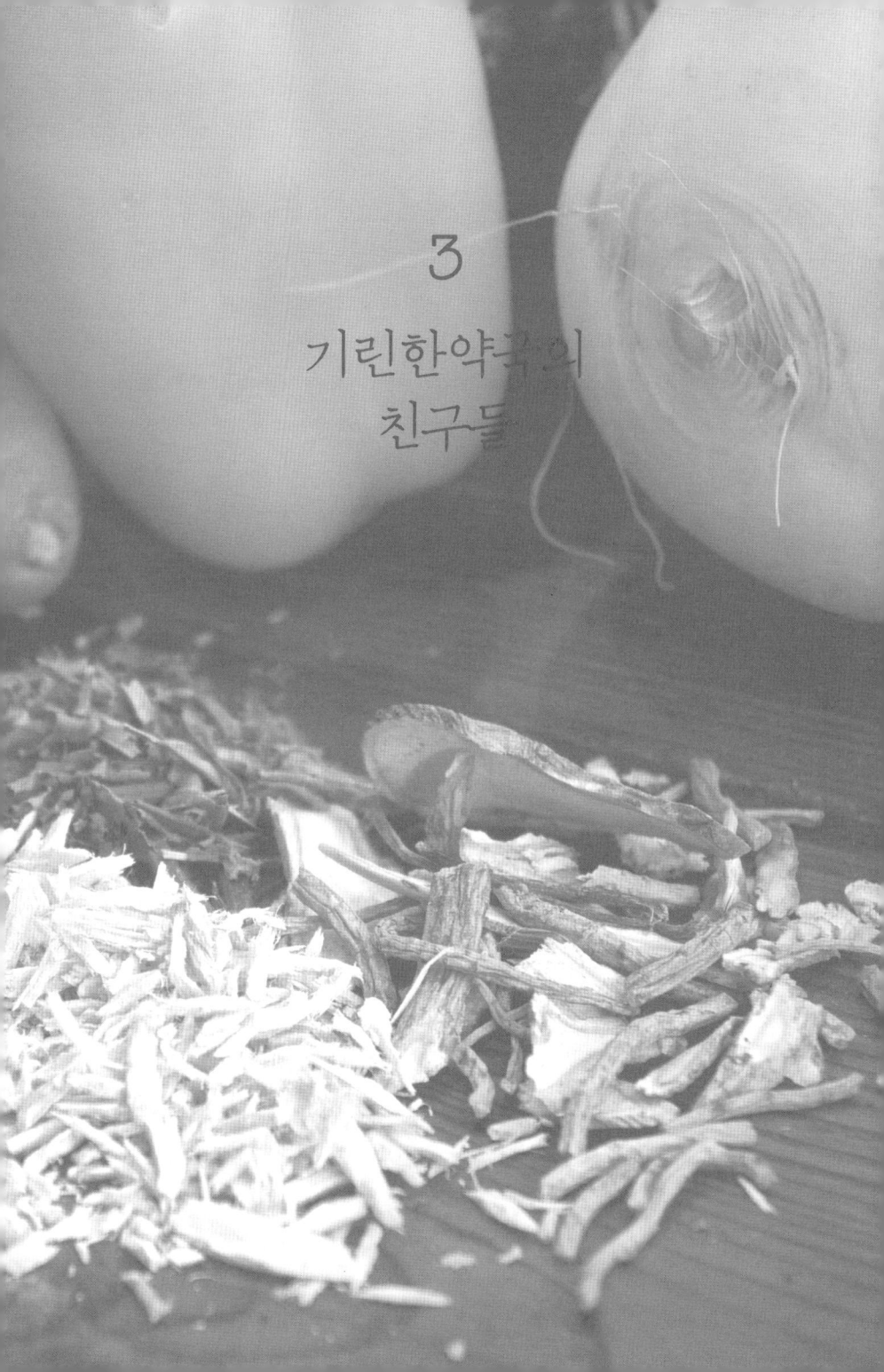

3
기린한약국의 친구들

울어도 눈물이 나지 않는 재민이

재민이를 처음 만난 것은 몇 년 전이었다. 임신한 몸으로 한약국을 찾은 재민엄마는 재민이가 밥을 잘 안 먹고 키도 자라지 않아 고민이라고 했다. 밝고 긍정적인 성격의 재민엄마에 비해 재민이는 시드렁한 표정의 조금 까칠한 초등학생 꼬마였다.

기린한약국의 단골 중에는 내게 친구처럼 속내를 털어놓는 분들이 더러 있었다. 나는 냉정한 조언을 해야 하는 입장이기 때문에 그분들과 너무 가깝지도 멀지도 않게, 적당한 거리를 유지하는 게 좋을 것 같았다. 그러나 재민이네는 예외였다. 재민이는 한약국에서 한 시간 남짓한 먼 거리에 살고 있었지만 꾸준하고 성실하게 치료에 임했다. 재민엄마는 종종 메일이나 메시지로 궁금한 것을 물어보기도 했다.

2010년 겨울, 유엔기후변화회의에 옵서버로 참석하기 위해 2주 동안 멕시코에 머물고 있을 때 휴대폰으로 메시지가 날아왔다. 로밍을 해두긴 했지만 전화 요금이 만만치 않아 간간이 메시지만 확인하던 차였다. 재민엄마였다. 늘 그랬듯 아이의 증상에 대한 질문일 거라고 생각하고 별스럽지 않게 메시지를 확인하던 나는 깜짝 놀랐다. 재민이가 갑자기 뇌출혈이 일어나 수술을 받았는데, 의식이 돌아오지 않고 있다는 것이었다.

한국에 돌아오자마자 재민엄마에게 전화를 했다. 다행히 재민이의 의식이 돌아왔다는 반가운 소식을 접했다. 하지만 진짜 문제는 그게 아니었다. 의식이 돌아오지 않은 채 누워 있는 재민이에게 병원에서 항파킨슨제를 투여했다. 그런데 문제가 생겼다. 재민이에게 부작용이 생긴 것이다. 재민이는 온몸이 털북숭이가 되고 고환이 팽팽하게 부풀어오르면서 울어도 눈물이 흐르지 않게 되었다. 게다가 자폐 증상까지 보이기 시작했다. 병원에서는 검사 결과로 보아 심각한 우울증과 언어장애가 있고, ADHD(주의력결핍 과잉행동장애)가 있어 항우울제와 신경안정제를 2년간 복용해야 한다고 했다. 항파킨슨제의 부작용으로 생긴 증상들이 서서히 개선되고 있었지만 재민이의 의식이 예전 같지 않은 상황에서 2년 동안 약을 먹여야 한다는 사실을 받아들일 수가 없었다.

평소에 지나치게 나를 신뢰하는 재민엄마를 탐탁지 않게 여겼던 재민아빠도 이번엔 달랐다. 신경정신과 약에 괴로워하는 아이를 보고 병원에서 받아온 결과지와 자료를 가지고 한약국을 방문했다. 재민이의 표정에는 초점이 없었다. 재민아빠는 예전과 다른 태도로 나의 말을 경청해주었다.

"결과는 장담할 수 없지만 제가 믿는 것은 이 아이가 원래의 상태로 돌아오기 위해서는 약물 복용으로 인한 스트레스를 멈춰야 한다는 거예요. 재민이의 자연치유력이 회복될 수 있는 방법을 찾아봐야겠어요."

재민이는 보통 아이들 이상의 집중력과 몰입 성향이 있는 아이다. 나는 재민이를 ADHD 환자라고 판단한 병원의 진단 결과에 동의할 수 없었다. 우리는 약을 먹이지 않기로 했다. 대신 일주일에 한 번씩 한약국에서 재민이와 즐거운 치료를 시작하기로 했다. 늘 아이를 데리고 병원을 다니며 환자 취급을 당해왔기 때문에 아이도 부모도 이미 지쳐 있는 상태였다. 나는 치료 과정도 삶의 일부이자 좋은 교육 과정이라는 것을 알려주는 것부터 시작했다. 그래서 선택한 것이 오감테라피다. 그중 재민이는 음악치료에 관심을 보였다.

한약국에는 전 세계에서 온 다양한 악기들이 있다. 악기를 모으는 취미가 있던 나는 여행을 다닐 때마다 혹은 지인들이 여행을 갈 때마다 부탁을 해 악기를 수집해오곤 했다. 어려서부터 피아노를 친구 삼아 외로움을 달래왔던 나에게 악기는 가족과 같은 존재다. 악기는 사람의 긴장을 풀어준다. 엄마가 상담받는 동안 아이들에게 악기를 쥐어주면 쿵쾅거리는 소리와 함께 생기발랄한 아이들의 웃음 소리가 한약국을 메운다.

재민이에게도 이런 즐거운 치료를 시도해보고 싶었다. 그림을 그려보라고 할 때만 해도 귀찮은 기색이 역력했던 재민이가 다양한 악기를 대하는 순간 눈빛이 달라졌다. 양손을 사용해 창의적인 방법으로 연주를 하는가 하면 내가 요구하는 정도의 연주를 수준급으로 완성해냈다. 무엇보다 긍정적인 사실은 이 치료에 재민이가 흥미를 보인다는 것이었다. 내가 부탁하지 않아도 재민이는 악기를 붙들고 시간을 보냈다. 그럴 때마다 큰 소리로 칭찬하고 머리를 쓰다듬거나 등을 두드려주었다. 이러한 보상은 성취감과 자존감을 줄 것이기 때문이다. 스스로 재미를 느껴 행복한 감정 상태가 되면 뇌에서는 자율신경을 조절하는 다양한 종류의 호르몬들이 왕성하게 분비되기 시작한다. 내가 도울 수 있는 여러 가지 방법을 동원해서 약물의 도움 없이 호르몬 분비를 촉진시켜주고자 했다.

재민이가 평소에 먹는 음식들도 점검해보았다. 몇 년째 한약국을 방문하면서 내 잔소리에 익숙해진 재민엄마는 채식 위주의 식사로 밥상을 차리고 있었다. 추가적으로 DHA가 풍부해 두뇌음식으로 알려진 호두와 잣 같은 견과류도 충분히 섭취하도록 제안했다. 또한 오색야채와 과일 들을 주스로 갈아 마시도록 했다. 여기에 들어 있는 피토케미컬 성분은 호르몬 조절 작용과 대사 기능을 활성화시켜주는 역할을 한다. 일주일 동안 먹은 음식의 종류와 조리법에 대해 일기를 적도록 했고, 기름진 육식과 밀가루 음식, 튀김 요리, 인스턴트식품은 먹지 않도록 당부했다.

그다음에는 피아노를 치며 소리 내는 연습을 했다. 신경세포를 자극하는 소리음을 발성하고 연주하게 함으로써 뇌세포들끼리의 소통을 자극하기 위해서다. 시냅스라 불리는 뇌세포 간 전달 통로가 활성화되면 많은 의식 작용이 같이 회복되기 때문이다. 재민이는 내가 지시하는 음을 정확히 연주했고 발성했다. 점점 재민이의 표정에 변화가 찾아왔다. 밝고 행복한 미소를 짓는가 하면 인사를 하기 위해 고개를 끄덕이기 시작했다. 나는 평소 친분이 있었던 감각통합 연구소와 보완통합의학 연구소에 재민이를 보내 치료를 병행했다. 몇 개월 후, 재민이는 언어 표현과 감각 반사 등에서 정상에 가까운 호전 반응을 보였고, 증상 대부분이 좋아졌다. 다만 울어도 눈물이 흐르지 않는 항파킨슨제의 부작용만은 여전히 나아지지 않고 있다.

그사이 재민엄마는 셋째 아들 재중이를 출산했다. 한 아이의 엄마인 나는 세 아들을 둔 재민엄마가 어려운 여건 속에서도 아이들에게 정성을 쏟는 모습에 감동받았다. 재민엄마를 보며 엄마란 정말 위대한 존재라는 생각을 했다. 나는 재민이의 치료를 끝까지 하지는 못했다. 다른 일로 바빠서기도 했지만 재민이를 볼 때마다 치료할 수 없을 정도로 눈물이 울컥 나는 바람에 다른 선생님께 나머지 치료를 맡기기로 했다. 아마 절망적인 상황에서도 희망을 잃지 않고 끝까지 최선을 다하는 재민엄마에 대한 연민으로 더 마음이 쓰였기 때문인 것 같다.

재민엄마와는 여전히 연락을 하고 지낸다. 재민이가 다른 병원에 가서 치료받는 날이면 어김없이 전화가 온다. 나는 병을 잘 고치는 명의가 될 자신은 없지만, 환자들과 치료 과정을 함께 하는 동반자가 되어줄 수는 있겠다는 생각이 든다. 치료 과정은 누구에게나 힘겨운 자신과의 싸움이다. 언제 끝날지 모르는 막막함과 당장이라도 그만두고 싶은 절망감, 더 나빠질지도 모른다는 두려움이 환자와 보호자를 혼란스럽게 만들기 때문이다. 내 역할은 그들 곁에서 항상 힘을 북돋워주는 '기댈 언덕' 같은 게 아닌가 싶다. 두려움 때문에 갈팡질팡하다가 치료의 리듬을 흐트러뜨리지 않도록 옆에서 잘 붙잡아주는 그런 지지대 같은 존재 말이다. 아침마다 전화를 걸어오는 불면증 환자들의 어지러운 마음도, 아토피 환자를 둔 엄마들의 혼란스러운 불안도 치료의 한 과정이다. 때로는 번거롭고 힘든 마음이 들 때도 있지만, 가능하면 최선을 다해 내 자리를 지키려고 한다. 또 다른 재민이들이 나를 통해 변화될 수 있다면 말이다.

홍배가 채식으로 얻은 것들

한약국에는 다양한 연령대의 사람들이 다양한 질환으로 찾아온다. 여러 해 사람을 만나다 보니 이제는 표정과 말투, 들어와서 의자에 앉은 자세만 봐도 이 사람이 어디가 아파서 왔는지 대충 짐작이 간다. 엄마 품에 안겨 있는 어린 아이들부터 지긋한 어르신들까지. 몸짓에서 풍기는 분위기와 냄새, 목소리 톤, 얼굴색 등 다양한 몸의 신호가 내게 말을 걸어온다.

한창 예민한 사춘기 학생을 관찰하는 재미는 쏠쏠하다. 마른 체형일수록 여드름이 나 있고, 이마에 여드름이 난 학생은 대체로 소화 기능이 좋지 않아 손발이 차고 생리통을 앓고 있는 경우가 많다. 얼굴빛이 붉은 기가 돌면서 울룩불룩한 몸매를 가지고 있는 여학생이라면 생리 전 증후군으로 짜증을 잘 내고 라면이나 햄버거를 좋아할 것이다.

남학생들은 더 재미있다. 누가 봐도 모범생처럼 보이는 공부벌

레들은 체력 관리를 위해 보약을 챙겨 먹으려는 의지가 강하다. 부모님과의 대화도 비교적 부드럽게 진행되고 내가 제안하는 몇 가지 지침들에 대해서도 수용적이다. 가령 약을 먹는 동안 금기해야 할 메밀이나 녹두, 밀가루 음식이나 기름진 육식을 이야기하면, 고개를 끄덕이며 그러겠다고 그 자리에서 대답을 한다. 한편 억지로 상담실에 끌려온 아이들은 바지 주머니에 손을 넣고 있거나 핸드폰을 들여다보는 데 정신이 없다. 이런 친구들에게 식이요법을 권하는 건 별로 성공적이지 않다. 이런 경우에 나는 엉뚱한 질문을 한다. "너, 어제 〈나가수〉 봤니?"라든가 "여자친구 있어?"라고 말이다. 그렇게 아이들과의 대화를 시도하곤 한다.

홍배는 얼굴에 여드름 꽃이 핀 비만형 청소년이었다. 상담실에 들어와서 의자를 뱅글뱅글 돌리며 내 주위를 분산시키는 것을 보고는 엄마 때문에 억지로 왔으려니 생각했다. 묻는 말에도 대답 대신 고개만 끄덕였다. 질문과 질문 사이 아무 의미 없이 일정한 간격을 두고 미소를 짓는 것이 좀 독특했다. 눈은 초승달을 거꾸로 매달아 놓은 것처럼 아래를 향해 있었고, 과묵한 입은 좌우로 움직이는데 재미있기보다는 어색한 표정이었다. 자신의 감정을 숨기기 위한 동작같이 느껴졌다.

홍배의 가장 큰 고민거리는 얼굴에 난 여드름이었다. 내 눈을 똑바로 쳐다보지 못하는 수줍음 많은 사춘기 남학생의 전형적인 모습 그대로였다. 체중과 근육량, 체지방률을 측정해보니, 복부비만이 심각한 상태였다. 체중은 정상 기준을 무려 15kg이나 초과했다. 환절기만 되면 비염 증상으로 코를 훌쩍이고, 언젠가부터는 온몸에 아토피 피부염의 발진이 시작되었다고 했다. 얼굴만이라도 깨끗해졌으면 좋겠다는 게 홍배의 바람이었다.

  홍배를 돕기 위해 홍배네 식단을 확인했다. 집안 식구들이 육식을 좋아해 고기반찬이 끊인 적이 없고 야식으로 종종 치킨 한 마리와 피자 한 판을 먹는다고 했다. 비만을 유발하는 라면과 탄산음료도 좋아하는 간식이란다. 홍배엄마는 먹는 낙으로 사는 홍배가 식이요법을 하는 건 어려울 것이라며 체중 감량보다 여드름만이라도 고쳐주면 좋겠다고 말하셨고, 나는 홍배의 의견을 들어보려고 말을 건넸다.

  "홍배는 지금 네 몸에 만족하니? 얼굴에 난 여드름은 빙산의 일각에 불과해. 진짜 문제는 뱃살인데, 우리 그것 좀 어떻게 해보면 안 될까?"

  의외로 나의 정공법에 호기심을 보이기 시작했다. 어떻게 해야 하느냐는 홍배의 질문에 나는 아침과 저녁을 평소에 잘 안 먹는 야채와 과일을 넣어 주스로 만들어 먹는 것을 권했고, 학교에서 나오는 급식 메뉴 중 고기나 튀김류를 자제하고 김치와 야채 나물류를 먹어야 한다고 했다. 야식은 당분간 참기로 하고 간식으로는 견과류를 먹는 것으로 식단을 짜주었다.

  홍배는 몸에 수분과 열이 많은 태음 체질이었다. 과묵한 성격에 자기표현이 적고, 속내를 드러내놓지 못하는 편이라 먹는 것으로 스트레스를 풀어온 것 같았다. 움직이는 것도 별로 좋아하지 않는 데다 열이 많아 땀을 많이 흘리는 편이라서 늘 몸이 축축하게 젖어 있는 체질이다. 게다가 태음인은 선천적으로 먹는 것을 좋아하고, 육식도 즐겨 하는 편이라 비만한 사람들이 많다. 홍배에게 이런 체질적 특성에 대해 상세하게 다시 설명을 해주었다.

나는 아침, 점심, 저녁 식단의 예시를 들어 메뉴를 제안했다. 먹지 말아야 하는 음식의 종류와 꼭 챙겨 먹어야 하는 음식의 종류를 메모하게 했다. 가능하면 우유를 포함한 유제품과 계란, 육류, 초콜릿, 밀가루 음식, 탄산음료, 정제염과 냉동식품 등을 금기하고 신선한 과일과 야채로 만든 주스, 견과류, 현미밥, 두유와 두부, 해조류 등으로 식단을 구성하도록 강조했다. 홍배와 같은 태음 체질은 음식에 대한 탐욕과 무엇이든 저장하려는 속성 때문에 비만이 되기 쉽다. 홍배의 식욕 항진을 개선할 수 있도록 율무, 밤, 표고버섯, 마, 도라지, 연근 등의 식재료를 식단에 반영하도록 제안했다.

한 달 후, 홍배의 몸에 놀라운 변화가 찾아왔다. 체중이 무려 5kg이나 감량되었던 것이다. 홍배엄마의 이야기로는 야식은 물론 고기도 일절 입에 대지 않았다고 했다. 체중의 감량과 함께 중요한 것은 체지방률의 감소이다. 체지방률이란 체중에 대한 체지방의 비율, 즉 몸속에 있는 지방의 양을 말하는데 홍배가 처음 한약국에 왔을 때만 해도 20.4%로 평균보다 높은 수치였다. 그러나 한 달 후 체지방률은 16.9%로 줄어 있었다. 자신의 변화를 눈으로 확인한 홍배는 기쁨을 감추지 못했다. 이후 홍배는 채식을 계속했고 두 달이 지나 12kg을 감량했다. 홍배의 삶에도 변화가 찾아왔다. 학급에서 중간 정도의 등수를 유지하고 있었던 홍배가 반에서 3등을 하고 학교에서 뽑는 성적 우수 학생들의 특수 학급에 배정을 받은 것이다.

 두 달 동안 홍배에게 무슨 변화가 찾아온 것일까? 외모 콤플렉스에서 벗어나면서 자존감이 상승한 홍배는 무엇이든 노력하면 얻을 수 있다는 것을 알게 되었다. 가장 어렵게 생각했던 식이요법을 스스로 통제하는 법을 알게 된 홍배는 원하던 몸매뿐 아니라 자신감까지 얻게 된 것이다. 근육맨 홍배가 세우는 다음 목표는 또 무엇일지 기대된다.

아토피 치료 중 키가 큰 예주

아침마다 전화를 거는 환자들의 대부분은 아토피 질환을 가진 아이들의 엄마들이다. 아토피는 흔히 완치할 수 없는 질환으로 알려져 있다. 심한 경우에는 학교도 다니지 못하고 직업도 포기해야 할 만큼 극심한 스트레스와 고통이 수반되는데, 본인만의 문제로 끝나지 않고 온 가족이 함께 이러한 과정을 겪기도 한다. 처음에는 단순한 피부 질환으로 시작되지만 시간이 지날수록 우울증이나 대인기피증 등 정신적인 문제를 함께 겪게 되는 것이 일반적이다. 나는 아토피 질환으로 한약국을 방문하는 분들에게 쉽게 약을 지어주지 않는다. 섣불리 치료를 하려 했다가는 본전도 못 찾고 욕만 먹기 때문이다. 약에 문제가 있어서가 아니다. 아토피 질환 자체가 매우 민감한 성질이 있어서다. 게다가 1년 이상 이 질환을 앓고 있는 경우에는 대부분 양방 피부과를 다니면서 약성이 강한 스테로이드 연고제를 바르거나 항히스타민제를 복용했던 경험이 있기 때문에, 한약처방을 받더라도 빠르게 회복되거나 호전되기 어렵다. 게다가 환자들은 결코 여유를 가지고 참을성 있게 기다려주지 않는다. 약을 복용하고 일주일 이내에 증상이 호전되지 않으면 조바심을 낸다. 밤새 잠 못 자고 가려움에 괴로워하는 아이를 지켜보면서 함께 뜬눈으로 밤을 지새운 엄마들은 아침이 되자마자 전화를 걸어 이렇게 말한다.

"선생님 아무래도 안 되겠어요. 연고를 바르든지 약을 바꾸든지 해야 할 것 같아요. 우리 아이한테는 그게 나을 것 같아요."

어차피 한 번은 건너야 할 강이다. 그동안 쌓여 있던 독소들이 해독되는 과정이라 시간이 걸리는 것이다. 연고를 바르면 당장은 덜 가렵지만 해독 작용을 방해해 몸 자체의 면역 반응을 둔화시킨다. 이따금 나를 믿지 못하고 약값을 환불해달라고 요구하는 어머니들도 있다. 물론 나도 내 처방이나 내 방식의 식이요법이 완벽하게 맞는다고 생각하지는 않는다. 하지만 아토피 치료는 대부분의 경우 참을성 있게 기다리지 못하는 조바심 때문에 중단되는 경우가 많다.

아침에 걸려 오는 아토피맘mom들의 협박성 전화를 받는 일이 일상이 되고부터 나는 일단 3개월 이상 채식으로 식이요법을 하겠다는 분들에게만 약을 처방하기로 했다. 적어도 3개월은 해봐야 체질의 변화를 기대할 수 있다는 점에서도 그러하고, 절박한 심정으로 치료에 성실하게 임할 분들의 전화만 받고 싶어서이기도 하다. 요즘은 아침에 걸려 오는 전화 대부분에 대해 친절하고 끈기 있게 설득을 하는 편이다. 분명히 2~3개월 후에는 내게 고맙다고 할 거라는 걸 알기 때문이다.

다섯 살 예주는 몇 년 전부터 아토피 진단을 받고 여기저기서 치료를 받아왔다. 처음에는 대수롭지 않게 생각했던 피부가려움증이 어느 날부터 종잡을 수 없을 정도로 퍼져서 온몸의 발진 때문에 밤잠을 설칠 정도가 되었다고 한다. 맨 처음 한약국을 방문한 날 차분한 목소리를 가진 예주엄마는 채식 식이요법을 강하게 요구한다는 소문을 듣고 왔다며 채식을 시작할 각오를 하느라고 시간이 좀 오래 걸렸다고 이야기했다. 나의 치료 방식을 이미 알고 오신 분들과는 비교적 쉽게 대화를 이어갈 수가 있다.

예주는 비염을 앓다가 아토피 발진이 시작되었다. 이러한 알레르기 질환의 과정은 대부분 4~5세 어린이들에게서 쉽게 찾아볼 수 있다. 신생아 때부터 항생제 주사를 맞으며 자라다 보니 면역력이 많이 떨어졌기 때문이다. 모세기관지염이나 중이염, 잦은 감기 등에 대해 젊은 엄마들은 대처하는 방법을 잘 모르기 때문에 병원에 가서 치료를 받아야 안심을 한다. 그렇게 항생제가 아이들 몸에 들어와 특정 바이러스나 세균에 대항해 열심히 자기의 본분을 다하는 동안, 인체 내에 만들어져야 할 항체들은 자기가 뭘 해야 할지 몰라 방황하게 된다. 항체가 형성이 되어야 면역력이 증진될 텐데, 아이들 싸움에 자꾸 어른이 대신 끼어들어 방해하는 꼴인 셈이다. 이런 항생제와 친해지게 되면 면역력은 점점 떨어지고 항생제에 대한 내성률만 올라가서 5세쯤에는 감기에 걸려 항생제를 먹어도 잘 낫지 않는 증상이 나타난다. 그래서 한 달에 열흘 이상 감기를 앓고 있고, 만성코막힘, 콧물 등의 비염을 수반하게 되기도 한다. 그러다가 열이 오르면 중이염이나 기관지염이 생기고, 피부 쪽으로 독소를 만들게 되면 아토피 질환이 되는 것이다.

이 경우 비염과 감기 치료만 해서 될 문제가 아니다. 이미 아이들의 몸 상태가 알레르기성 체질로 변했거나 극도로 면역력이 약해져 있기 때문에 체질 개선을 해야만 근본적인 변화를 기대할 수 있다. 그래서 반드시 식이요법을 통해 세포 자체를 건강하게 만들어야 하는 것이다.

특정 음식에 뚜렷한 알레르기 반응을 보이지 않더라도 체질 개선과 면역력을 좋게 만들기 위해서는 식이요법이 필요하다. 우리가 먹고 있는 음식은 독소가 되기도 하고 약이 되기도 한다. 전쟁으로 비유하자면 적군보다 아군 쪽에 힘을 실어주어야 하는 것이다.

우리는 우선 독소로 작용하는 고기와 생선, 계란, 우유와 유제품, 그리고 밀가루 음식을 끊어보기로 했다. 고기를 좋아하는 예주에게 두부 요리와 야채 요리를 맛있게 해주도록 하고 밑간을 싱겁게 하면서 자극적이지 않은 음식에 익숙해지도록 훈련을 시작했다. 더불어 항균 작용이 있는 박하, 민들레 등의 약초들을 끓여서 그 물에 입욕을 한 후 잠을 재우도록 했다. 밤잠을 푹 자야 스트레스를 덜 받게 되고 면역력도 향상될 수 있기 때문이다. 일반적으로 아토피 피부염으로 고생하는 사람들은 밤 12시 이후부터 새벽 4시 사이의 시간을 가장 견디기 어려워한다. 그 시간에는 부신에서 분비되는 코르티코이드호르몬의 분비가 줄어들기 때문에 발진 반응을 제어하는 게 어려워지고 가려움증을 심하게 느끼게 되기 때문이다. 보통 중증 아토피 질환자들은 가려운 부위를 긁지 못하게 하기 위해 페트병을 앞뒤로 잘라 팔에 끼우고 목장갑을 손에 끼운 채 잠을 자는 경우도 있다. 가려움증 때문에 숙면을 못 취하는 밤들이 계속될수록 피로도는 상승하고 면역력은 떨어지게 된다. 부작용을 걱정하면서도 연고제를 사용하게 되는 이유다.

첫 달이 지나고 예주가 다시 한약국을 방문했을 때, 예주의 몸 상태는 그다지 많은 변화가 보이지 않았다. 나는 치료를 시작하기 전에 이미 3개월의 치료 기간을 이야기했고, 약물요법과 식이요법을 병행한 후 한 달 이내에 발진이 더 심해지거나 부위가 퍼질 수 있다는 것도 충분히 설명했다. 예주엄마는 더 심해지지 않은 것만도 다행이라는 반응이었다. 어느 날에는 아이가 너무 힘들어하는데 스테로이드 연고를 조금만이라도 발라주면 안 되겠느냐고 전화가 걸려 왔다. 나는 단호하게 대답했다. 이제까지 견뎌온 한 달이 아까워서라도 중도에 포기하려는 생각은 버리는 게 좋다고. 예주엄마뿐 아니라 다른 분들도 똑같이 흔들리지만, 그래도 끝까지 타협하지 않는 분들이 성공했다는 이야기도 해드렸다.

애가 먹고 싶어 하는 걸 억지로 못 먹게 해서 무슨 치료가 되겠느냐며 참지 못하고 아이들에게 고기를 먹이는 부모도 있다. 아이의 치유를 위해서는 가족의 인내도 필요하다. 참기 어려울 때는 아이 스스로가 음식에 대한 감정을 가지고 대화를 하는 것도 좋은 방법이다.

"아토피야, 나 지금 치킨이 너무 먹고 싶은데 한 번만 봐주면 안 될까? 내가 치킨 먹을 때마다 네가 올라와서 날 괴롭히잖아."

아이 스스로 잘못된 먹거리가 자신을 아프게 하는 과정을 분명하게 알고 있으면 비교적 식욕을 조절하기가 쉽다. 하지만 엄마가 일방적으로 먹지 못하게 하거나 맛없는 야채를 강제로 먹게 할 때는 오히려 고기에 대한 갈망만 더 증폭되는 결과를 낳기도 한다.

아이들이 고기를 좋아하는 이유는 단순하다. 엄마들이 늘 뿌듯한 표정으로 영양 많은 음식을 내주듯이 고기를 준 것이나, 모처럼 가족들이 모이는 시간에는 꼭 고기를 먹었다는 것에 좋은 기억을 갖고 있기 때문이다. 이를 응용해 채식을 할 때 더 즐거운 감정을 느끼게 한다거나 엄마 아빠에게서 칭찬받는 경험이 반복된다면 아이들의 식습관을 바꾸는 데 도움이 될 것이다. 이제부터라도 채소를 안 먹는다고 야단치지 말고 오히려 칭찬을 하면서 즐겁고 행복한 기분을 북돋워주자.

채식을 꾸준히 실천한 예주는 두 달 뒤 얼굴이며 온몸이 뽀얗게 변했고, 가려움증도 거의 없어졌다. 게다가 도통 크지 않았던 키까지 자랐다고 하니 일석이조였다. 하지만 이럴 때일수록 더 조심해야 한다. 아토피균이 잠시 숨었다가 다시 올라올 수 있기 때문이다. 좀 나았다고 방심해서 그동안 참아왔던 고기와 밀가루 음식, 유제품 등을 먹기 시작하면 곤란하다. 희망이 보이고 상황이 호전될수록 더 열심히 노를 저어야 한다. 수많은 아토피 환자들을 만나면서 깨달은 점이 바로 이것이다. 마치 수학에 나오는 사인-코사인곡선처럼 아토피는 진행되는 리듬이 있기 때문에 손도 못 댈 정도로 발진이 심하게 올라오면서 피부가 뒤집어지는 시기가 있는 반면, 제풀에 지쳐

얌전하게 잦아드는 시기도 있다. 이러한 사이클에 대해 사람들은 대부분 알지 못한다. 발진이 심하면 연고를 바르고 조금 나아졌다 싶으면 아무거나 먹고, 그러다가 다시 재발하면 '아차' 하는 생각에 다시 치료를 반복한다.

예주엄마는 지난 두 달 동안의 힘겨운 과정에 대해 이렇게 말했다.

"선생님, 예주가 아픈 동안 매일매일 아빠와 번갈아가며 오일마사지를 해주었어요. 칭찬도 많이 해주고요. 그동안 충분히 사랑을 표현하지 않아서 예주가 이렇게 된 게 아닌가 싶어 죄책감이 들었는데, 이번 치료 기간 동안 예주에게도 저희 부부에게도 소통할 수 있는 계기가 된 것 같아요. 무엇보다 예주가 스스로 사랑받고 있다는 걸 느끼게 해준 게 제일 좋았던 것 같아요."

치료 과정을 즐기는 방법에는 여러 가지가 있다. 과정이 아무리 고통스러워도 결과가 좋으면 잊지 못할 추억이 되긴 하지만 말이다. 그래도 우리는 병을 친구 삼아, 몸과 친해지고 아이와 소통하는 즐거운 추억을 만들 수 있는 사람들이다. 그래서 인생은 아름다운 게 아닐까.

생리를 늦추는 약도 지어주나요?

성장기 어린이를 둔 부모님들 중에는 아이가 키가 크려면 뭔가 노력을 하거나 보약을 먹거나 성장클리닉에 가서 시술을 받아야 한다는 강박관념을 가진 분들이 많다. 실력이나 진정성만큼 외모도 빛을 발해야 하는 세상에 살다 보니 아이들의 앞날이 걱정돼서 그럴 것이다. 하루는 딸 둘을 가진 한 여성으로부터 전화가 걸려 왔다.

"선생님, 저희 딸이 초등학교 4학년인데요. 생리는 아직 안 하지만 가슴이 너무 발달해서 곧 생리를 시작할 것 같아요. 키는 안 크고 가슴만 나와 걱정이 되네요. 혹시 생리를 늦추는 한약도 있나요? 키도 좀 크게 해줄 수 있는 약도 있다고 들었는데……"

일단 직접 만나봐야겠다고 했더니 두 딸과 함께 한약국을 찾아왔다. 동생은 누가 봐도 통통한 몸매에 먹을 것을 좋아하는 철부지 초등학생이었다. 아직까지 외모에 대해 관심보다는 머릿속에 맛있는 걸 먹고 싶은 생각으로 가득한 꼬마 아이가 유방은 브래지어를 할 정도로 발달되어 있었다. 중학생 언니의 몸매도 통통했다. 두 친구의 체중과 체지방률, 근육량을 측정해보았다. 동생은 10kg 이상, 언니는 6kg 이상의 과체중이면서 체지방률이 높은 복부비만 단계가 나왔다. 동생에게는 아토피 발진이 있었고, 언니의 경우에는 월경불순이 있었다. 둘 다 심각한 수준이었다. 나는 이들이 평소에 무엇을 어떻게 먹는지 물었다.

두 자매는 고기를 워낙 좋아해서 주로 고기반찬을 먹는다고 했다. 물론 라면, 피자, 치킨도 좋아하고 빵이나 국수과자 같은 밀가루 음식은 매일 먹었다. 게다가 우유 같은 유제품은 매일 2000cc나 섭취하고 있었다.

단순히 우유를 많이 먹는다고 키가 크는 것은 아니다. 적절한 칼슘과 단백질을 섭취해주면서 대사 작용을 돕는 균형 있는 식단으로 식사하는 것이 중요하다. 이보다 더 중요한 것은 몸에서 정상적으로 분비되는 성장호르몬의 작용을 방해하지 않는 것이다. 소화하는 데 부담이 많이 되는 동물성 식품들과 인스턴트식품처럼 첨가물이나 독소가 많은 음식을 먹으면 이것을 분해하기 위해 에너지를 다 뺏기기 때문에 호르몬의 균형이 깨지기 쉽다. 특히 비만일 경우 성장에 방해가 된다.

신장에 비해 유방이 발달하거나 생리를 일찍 시작하는 등의 빠른 2차성징을 보이는 아이들의 경우 대부분 우유나 치즈와 같은 유제품을 선호하면서 육식을 즐기는 식습관을 가지고 있다. 심지어 남학생들 중에도 브래지어를 해야 할 정도로 유방이 발달되는 경우가 있다. 이들에게는 식단을 바꿔주는 것이 좋은 치료 방법이 될 수 있다. 고기나 유제품, 밀가루 음식, 라면, 피자 등의 인스턴트식품과 탄산음료를 먹지 말고 채식을 해야 한다고 말하면 대부분 부담스러운 표정을 짓는다. 거기에다 나는 한술 더 뜬다.

"지금부터 주방에서 셋이 같이 요리 공부를 하세요. 직접 요리하는 것은 잘 먹게 돼 있어요. 어렸을 때 소꿉놀이를 했던 기억을 떠올리면서 주방을 즐거운 놀이 공간, 소통 공간으로 만들어보세요. 재미있게 식이요법을 해야 효과도 좋아요."

나는 이 통통한 두 자매를 위해 식단의 가이드라인을 만들어주었다. 아침에는 과일과 야채, 견과류를 넣어 주스를 갈아 마시되 맛있고 고소하게 만들 것과 꼭꼭 씹어서 천천히 식사하듯이 스푼으로 떠먹을 것을 주문했다. 모두 동의했다. 아침식사를 대신해 이 방법은 무조건 실천해야 한다고 강조했다. 점심과 저녁에는 가능하면 금기 식품이 포함되지 않은 채식 식단으로 식사를 하되 매일 규칙적인 시간에 정해진 양을 먹도록 했다. 그리고 일단, 이 친구들의 경과를 지켜보기로 했다. 언니의 월경불순과 동생의 피부염도 함께 치유되기를 바라면서 약을 지어 보냈다.

요즘 초등학교에서는 9세 미만의 아이들 중 유방이 발달하거나 이른 생리를 시작하는 성조숙증 환자들이 늘어나고 있다. 어른들에게 흔한 대사성 질환인 비만, 당뇨, 고혈압, 동맥경화증 등을 호소하는 친구들도 많아졌다. 모두 영양불균형과 잘못된 식습관, 운동 부족 등이 원인이다. 특히 항생제와 성장호르몬제로 자란 소들의 우유를 좋아하는 아이들에게서 이러한 증상이 나타난다. 이런 친구들에게 키를 크게 하기 위해 성장호르몬 주사를 맞게 하거나 동물성 단백질이 풍부한 식단을 권하는 방법에 나는 동의할 수 없다. 이들에게는 잃어버린 자연의 리듬을 되찾게 해주는 방법이 필요하다. 채식 식이요법과 적당한 운동 그리고 그 이전에 기름에 튀긴 동물성 식품들과 정제탄수화물, 탄산음료, 인스턴트식품을 자제하는 식이요법이 필요하다. 이미 몸의 균형이 깨진 아이들은 마음의 균형도 잃어버리기 쉽다. 정신적으로 나약해지거나 쉽게 포기하는 성격, 잦은 짜증과 충동적인 성향, 산만하고 경계심이 많은 태도 등도 먹거리와 깊은 연관을 가지고 있는 것이다. 아이들에게 바른 먹거리를 먹도록 훈련하는 교육은 수학과 영어를 가르치는 일보다 결코 덜 중요하지 않다. 이 사실을 부모님과 교육당국자 들도 알아주셨으면 좋겠다.

몇 개월 후, 두 자매의 엄마로부터 전화가 걸려 왔다. 동생은 식이요법을 잘 지켜서 살도 많이 빠지고 키도 컸는데, 언니는 자꾸 군것질을 하면서 제대로 따라오지 않아 별로 나아지지 않았다며 약을 더 먹이고 싶다는 전화였다. 채식 식이요법과 식물성 처방만으로 살이 빠지면서 키가 큰다는 것을 확인한 엄마는 이번에는 꼭 잔소리를 하겠노라고 이야기했다. 두 자매의 분투기가 눈에 선하게 그려졌다.

산전·산후 우울증

한약사가 된 후 언론에 자주 노출된 덕분인지 잊었던 인연들이 종종 연락해 오거나 찾아오는 경우가 있다. 학생 때 봤던 한 친구는 세월의 흔적 속에 서른이 훌쩍 넘었고 만삭이 되어 남편과 함께 나타났다. 반가운 마음에 손을 부여잡고 서로의 안부를 물었다. 얼굴 표정이나 말투는 변함이 없었지만, 만삭의 배를 부여잡고 하소연을 하는 이야기를 들어보니 예전과는 달리 시름이 많아 보였다.

연애결혼을 한 두 사람은 신혼 때 알콩달콩 재미가 쏠쏠했다고 한다. 그런데 임신을 하고 배가 불러오면서 점점 하는 일 없이 피곤해졌다. 체중도 무려 12kg이 늘어나면서 남편을 볼 때마다 자신감이 없어졌다고 한다. 그래서 자꾸만 자신도 모르게 남편에게 나를 사랑하느냐고 확인하는 버릇이 생겼고 남편이 조금 늦거나, 외출해서 다른 여자들을 쳐다보기만 해도 의부증 환자처럼 바가지를 긁고 있다는 것이었다. 남편은 한숨을 쉬었다. 자신은 예전과 다름없이 아내를 사랑하는데 아내가 자꾸 사랑이 식었다면서 짜증을 낸다는 것이다. 나는 남편이 퇴근 후 집에서 아내와 어떻게 시간을 보내는지 물었다.

"들어오자마자 씻고 밥 달라고 해서 밥 먹고 나면 바로 컴퓨터 앞으로 가서 잠들 때까지 게임을 하거나 리모컨을 들고 TV 앞에서 시간을 보내다가 잠이 들어요. 저한테는 눈길 한번 제대로 안 준다고요."

아는 언니라고 편하게 자기 투정을 부리기 시작했다. 나는 그럴 때 남편에게 어떻게 행동하느냐고 물었다.

"몇 번은 그냥 참았는데요, 하루 종일 남편만 지치도록 기다리다가 막상 만났는데, 같이 놀아주지 않으니까 화가 나더라고요. 그래서 요즘은 막 화를 내요. 그러면 내 눈치만 보고 비위를 맞추려고 노력하는 것 같아서 맘에 안 들어요. 진심으로 내게 잘해주는 게 아니라 마지못해 해주는 것 같다고나 할까요? 내가 더 이상 여자로서 매력이 없어서 그런가 하는 생각이 들고, 배 속 아가한테는 미안하지만 임신을 괜히 한 건 아닌가 하는 생각마저 들 때가 있어요."

나는 오랜만에 만난 동생의 편을 들어주기보다는 남편의 입장을 먼저 이야기했다.

"남자들은 집에 들어오면 자기 공간을 갖고 쉬고 싶어 해. 두 사람이 연애할 때는 네가 곧 남편에게 휴식이 되고 공간이 되어주었는데, 집에 들어오면 네가 자꾸 뭔가를 바라고 힘들어하고 짜증을 내니까 남편의 마음도 덩달아 부담스러워지는 거야. 그래서 숨고 싶고 쉬고 싶고 도망가고 싶어서 혼자 자꾸 게임을 하거나 TV를 보는 거라고. 그냥 편하게 내버려두면 오히려 네게 와서 함께 시간을 보내고 싶어 할지도 몰라. 사실은 아기 때문에 너만 외로운 게 아니라, 남편이 더 외로울지 몰라. 아내를 아기한테 뺏겼잖아. 예쁜 색시가 온통 아기 생각만 하니까 말이야."

남편이 옆에서 고개를 크게 끄덕이며 말한다.

"맞습니다. 구구절절 다 맞는 말씀이에요."

남편에 대한 불만과 만삭의 배는 체중만 늘게 한 것이 아니었다. 아침마다 얼굴과 손이 통통 붓고, 무엇을 먹어도 설사가 나면서 속이 편치 않다고 했다. 몸이 찌뿌듯한 단계를 넘어 토할 것 같고 일을 할 수 없을 정도로 어지럽다는 것이다. 하지만 아기에게 좋을 것 같아 어른들이 주시는 영양식을 남기지 않고 먹고 있다고 했다. 나는 이 친구에게 우선 이틀 정도는 현미죽을 쑤어 먹도록 하고 과일 주스 정도만 마시라고 주문했다. 식사량을 줄이라는 뜻도 있지만, 그보다는 소화 기능이 휴식할 수 있도록 하기 위함이다. 며칠 후 그녀에게서 전화가 걸려 왔다. 붓는 증상이 귀신같이 사라졌다는 것이다. 더 이상 붓지 않는다는 이야기를 듣고서는 다음 단계로 죽을 끊고 현미밥 채식을 할 것을 제안했다. 아기를 위해 충분한 영양 섭취가 필요하지 않느냐는 고민을 하기에, 임산부들에게 필요할 만큼의 충분한 영양을 공급해줄 수 있는 채식 식단을 상세하게 알려주었다.

그녀에게서 며칠 뒤 다시 전화가 왔다. 속이 편하고 몸이 가벼워졌다며 왜 진작 이렇게 먹지 않았을까 후회된다고 했다. 게다가 남편은 한약국 방문 이후 집에 일찍 퇴근하고 꽃도 선물하는 등 조금씩 변화하고 있다고 했다.

서로 깔깔거리며 즐겁게 전화를 끊고 나서 얼마 후 그녀가 다시 한약국을 찾아왔다. 이번에는 출산한 지 수개월이 지난 친구를 내게 소개해주기 위해서였다. 그 친구는 산후 우울증을 겪으며 매일 눈물로 시를 쓴다고 할 정도의 사연을 지녔다고 했고, 나는 이야기를 들어보기로 했다.

"남편과 같은 학교를 다니다가 결혼을 했는데요. 남편은 결혼하자마자 일본으로 유학을 떠나고 저는 시댁에 들어가서 살고 있어요. 시어른들이 보수적이어서 말소리도 제대로 낼 수 없고, 절대로 아기를 다른 사람한테 맡기는 건 안 된다고 하세요. 아무것도 모르는데 저 혼자 아이를 끼고 있다 보니 너무 힘이 든 거예요. 남편이 원망스러워서 전화 올 때마다 싸워요. 결혼을 괜히 했다는 생각이 들고요. 나도 공부하고 싶은데 남편만 자기 길을 가고 나는 이게 뭔가 하는 생각이 들면 하염없이 눈물이 쏟아져요."

누가 봐도 학생처럼 앳돼 보이는 외모를 가진 이 친구의 이야기를 듣고 있자니 예전의 내 모습이 떠올랐다. 결혼 전까지는 남자들과 똑같은 교육을 받고 자란 여자들이 결혼만 하면 가정 일과 회사 일을 동시에 잘해야 한다는 압박감에 시달려야 하지 않는가? 학교에서는 아무것도 가르쳐주지 않고, 집에서는 공주처럼 손에 물 한 방울 묻히지 않고 귀하게 살다가 갑자기 신분이 바뀐 사람처럼 요리 못하고 살림할 줄 모르면 눈치를 보고 살아야 하는 것도 문제다. 게

다가 이 친구는 남편이 곁에 없으니 얼마나 속이 탔을까.

나는 우선 산후에는 누구나 다 우울증을 겪을 수 있다는 이야기로 위로를 해주었다.

"엄마가 되는 신고식 같은 거라고 생각하세요. 혼자 몸으로 단출하게 이기적으로 살다가 이제는 내가 다른 생명을 책임져야 한다는 두려움과 부담감에 짓눌려서 그래요. 게다가 다시는 처녀로 돌아갈 수 없다는 점도 여성으로서는 우울한 일이죠. 몸매도 바뀌고 호칭도 아줌마가 되잖아요. 남편의 역할이 중요한 법인데, 이럴 때 곁에 없으니 당연히 힘들었을 거예요."

그녀는 우울증이 심해지면 초콜릿과 단 과자 등을 많이 먹는다고 했다. 속이 거북할 정도로 폭식을 하는 날도 많고, 체중 조절이 되지 않아 힘들다는 것이다. 모유 수유를 하고 있는데, 얼른 젖을 떼고 자유로워지고 싶지만 시부모님 눈치가 보여서 억지로 먹이고 있다는 솔직한 이야기도 했다. 나는 어린 동생을 바라보듯 연민을 느꼈다. 하지만 엄마로서의 역할을 지금부터라도 제대로 학습해야 할 의무도 있는 법이니 기왕 언니 노릇을 하려면 제대로 해야겠다고 마음먹었다.

"지금 얼마나 힘든지는 충분히 알고도 남겠어요. 하지만 아기를 생각해봐요. 아기에게는 아빠도 없고 오직 엄마뿐인데 엄마가 자꾸 자기를 부담스러워하고 젖도 안 먹이고 싶어 하고, 매일 울기만 하는 모습을 보이면 어떻게 해요. 이 시기에는 말하지 않아도 분위기로 이해하거든요. 엄마와는 아직 보이지 않는 끈으로 연결된 한 몸이에요. 엄마가 아프면 아기도 아프고, 엄마가 우울해하면 아기도 슬퍼한다고요. 그러니 아기를 위해서 힘을 좀 내봅시다."

나는 이 친구에게 자신을 위해 요리를 해보라고 했다. 아무도 관심을 주지 않는다고 투정 부릴 일이 아니라 스스로에게 관심을 가지라고 말이다. 평소에 자주 먹는 불량식품들 말고, 아기와 자신의 건강을 위해 좋은 재료를 사다가 스스로를 위해 정성껏 요리를 해보라고 말이다. 그리고 모유 수유가 얼마나 중요한지에 대해서도 이야기했다. 생후 1~2년간 엄마 젖을 먹은 아기들은 나중에 보약을 100첩 먹이는 것보다 훨씬 더 튼튼하다고 강조했다. 아기에게는 엄마가 절대적으로 필요한 시기이니 지금 열심히 아기를 위해 적금을 들어두었다가 나중에 하고 싶은 일을 해보라고 말이다. 그녀는 내 이야기를 들으며 펑펑 울었고, 안쓰러운 마음에 나 또한 눈물이 날 것 같았다.

산후 우울증은 여성적 자의식이 스스로의 여성성을 잃어버리는 것에 대한 상실감과 육아에 대한 두려움, 새로운 가족 내에서의 역할 등에 대한 중압감 등에서 기인한다. 물론 호르몬 변화에 따른 정상적이고 자연스러운 반응이기도 하다. 나는 이 시기를 맞는 여성들에게 여자가 엄마가 되는 과정이자, 보다 큰 자아에 눈뜨는 시기로 받아들이라고 이야기한다. 얼핏 보면 잃는 것이 많아 보이지만, 사실은 알을 깨는 과정을 통해 성숙해지기 위함이라고 말이다. 그녀는 얼마 후 내게 문자를 보냈다. 마음이 한결 편안해져서 그런지 속도 덜 부대끼고 소화도 잘된다며 고맙다는 이야기였다. 나의 경우에도 그러했지만, 이 세상의 모든 엄마들은 엄마라는 아름다운 자리에서 보다 인생이 풍요로워짐을 느낄 것이다.

자기치유를 위한
오감 테라피

채식의 필요성을 설득하는 강의에 한계를 느끼게 되면서 나는 차츰 구체적인 대안에 대한 관심이 생기기 시작했다. 먹는 것만 바꿔서 될 문제가 아니라는 생각이 들었다. 진정한 휴식을 통해 이완된 상태를 경험하고, 평안을 느껴본 사람이라면 그 좋은 느낌을 지속하고 싶은 욕구가 생길 것이다. 채식을 좀 더 깊이 자신의 삶 속에서 실천할 수 있는 체험 프로그램을 만들면 어떨까 하는 생각이 들었다. 여기에 몸과 마음을 치유하는 다양한 테라피를 병행해 사람들이 행복하다고 느끼도록 해주고 싶다는 생각이 들었다.

지난 몇 년간, 여름과 겨울에는 비교적 길게 휴가를 내 여행을 다니곤 했었는데, 그 기간을 활용해 내면에 칩거하며 프로그램을 기획해보기로 했다. 나는 외부와의 연락을 끊고 집에 들어앉아 오감 테라피 프로그램을 직접 내 몸에 적용해보았다. 좋아하는 힐링 음악을 틀어놓고 부담 없이 명상을 하는 방법부터 시작했다. 여기에 아로마 램프에 불을 붙여 아로마 향을 피우고, 몸을 이완시키는 쉬운 몇 가지 동작을 곁들여보니 마음에 들었다. 나는 무엇이든 따라 하기 쉽고 누구나 부담 없이 실천할 수 있어야 한다는 생각으로 프로그램을 다듬기 시작했다.

명상이란 산속에 들어가 수행을 하는 사람들만의 전유물처럼 베일에 싸여 있다. 또는 기공이나 단전호흡같이 전문적으로 센터를 다니면서 수련해야 한다고 여겨지는 것이 일반적이다. 내가 오랫동안 다양한 방법의 명상을 접하면서 느낀 것은 전문적인 수행가들이 하는 고도의 명상법은 일반인들에게는 적절치 않다는 것이다. 그들에게는 요가를 하듯 쉽게 따라 할 수 있는 편안한 방법이 필요하다. 초등학생에게 대학 교재를 주며 공부를 하라고 하면 학습 효과가 나지 않는 것처럼, 일반인들에게는 생활방식에 밀접한 간단하고 쉬운 방법이 더욱 좋은 효과를 낼 수 있을 것이다.

나는 한의학에서 바라보는 인체의 다섯 가지 감각을 활용해 오감 테라피 프로그램을 구성했다. 눈의 감각통로는 컬러 테라피로, 코의 감각통로는 향기 테라피로, 입의 감각통로는 푸드 테라피로 정리했다. 그리고 뇌와 정신, 추상적인 마음의 통로는 명상 테라피로 정리하고, 귀의 감각통로는 뮤직 테라피로 구성했다.

가장 처음 오감 테라피의 혜택을 본 것은 나였다. 한 달간의 칩거 기간 동안 거의 매일 오감 테라피로 자기치유를 하며 그 시간을 최대한 즐겼다. 가슴속에서부터 행복하다는 감정이 저절로 우러나왔다. 내가 느낀 이 감정을 다른 사람들도 느끼게 할 수만 있다면 좋겠다고 생각했다. 그러나 내가 옳다고 느끼는 방법을 다른 사람에게 강요하는 것처럼 어리석은 일은 없다. 그리고 나의 채식 강의가 늘 그런 방식으로 진행되고 있었던 것은 아닌지 반성했다. 이제부터는 각자 개인마다 느끼는 즐겁고 행복한 감정을 교감하게 해주는 방법으로 바꿔보기로 했다.

    자기치유를 위해 시간을 내기 어려운 요즘 사람들을 위해 집에서도 쉽게 실천할 수 있는 방법을 고민해봤다. 아침 기상 후나 저녁 취침 전 30분 정도의 시간만 투자해 건강을 관리하면서 마음의 문제를 치유해나갈 수 있는 프로그램을 만들어보기로 했다. 장기적으로 지속하는 게 어려운 사람들은 적어도 3주나 4주 동안 집중적으로 관리해 자신의 신체리듬과 컨디션을 조절하고 스트레스를 관리해나갈 수 있는 간단한 방법을 생각했다. 그리고 이 기간 동안에는 채식으로 식사하면서 세포를 재생시키고, 지병을 관리하는 것이다. 명상은 명상대로, 채식은 채식대로 효과가 있으므로, 이 두 가지를 결합시키면 더욱 효과가 있을 것은 당연했다. 게다가 힐링 음악과 아로마 테라피까지 함께 하면 명상이 지루하거나 어렵지 않고 즐겁고 재미있게 느껴질 것이다.

    우선 10분 정도는 가볍게 힐링 음악을 틀어놓고 몸을 풀어주는 것이 좋다. 머리부터 발끝까지 긴장되었던 근육과 뼈를 이완시키는 것이다. 평소 안 쓰던 근육도 사용해보고, 너무 많이 사용한 근육은 긴장을 풀어준다. 그다음 명상 자세로 앉아 자신의 호흡을 관찰한다. 명상 자세가 어려운 사람들은 쿠션을 등에 대고 편안하게 기대어 반쯤 눕는 자세도 괜찮다. 이때 보통 호흡은 코로 들이쉬고 내쉬는 반복으로 이루어지는데, 그 호흡의 중심을 코에서 왼쪽 가슴에 있는 심장으로 가져간다. 심장에서 호흡이 들어왔다가 나간다고 생각하고 10분 간 호흡을 조절하는 것이다. 처음 하는 사람들은 호흡이 가쁘고 불규칙해서 심장을 의식하는 것이 어렵게 느껴지기도 한다. 하지만 계속 반복하다 보면 자연스럽게 심장으로 편안하게 호흡을 할 수 있다. 자신의 심장박동을 느끼며 10분 정도 호흡하는 시간을 가진 후 가장 행복하고 편안했던 기억을 떠올려 심장의 호흡과 같이 시각화를 해본다. 이제까지 살아오면서 정말로 행복했던 순간, 감사한 마음이 저절로 떠오르고 다시 되돌아가고 싶은 기억을 떠올려도 된다. 행복했던 기억을 이미지화하여 10분 간 연상하면서 현재의 문제를 긍정적으로 바라보는 것이다. 차분한 음악을 틀어놓거나 아로마 향을 피워놓고 하면 더 좋다.

　이 방법은 전문적인 명상법이라기보다는 부드럽고 간단한 자기 조절 훈련 정도라고 할 수 있다. 그렇기 때문에 스스로에게 특별히 부담을 주지 않아도 된다. 한 달 정도의 기간을 정해서 채식 식단으로 식사하면서 하루 30분만 명상을 해보면 한 달 후에는 생각보다 많은 변화가 자신에게 일어나 있을 것이다. 변화를 경험해보고 싶은 사람이라면 누구나 따라 해보길 권한다. 이때 채식을 하지 않거나 식사 시간이 불규칙할 경우 효과를 제대로 보기 어렵다.

　그 이후 이 프로그램은 산속에서 진행하는 힐링 캠프로 응용되었다. 캠프 식단은 채식으로 매끼니 제공되었고, 어른들에게는 스트레스를 깊이 이완시키는 힐링 뮤직 명상으로, 어린이들에게는 산만한 에너지를 집중시키는 호흡 명상으로 진행했다. 반응은 기대했던 것보다 좋았다. 사람들이 일상 속에서 깊은 이완을 체험할 수 있는 기회가 적기 때문에 이러한 치유의 시간을 그리워하며 살고 있는 게 아닐까 싶었다. 보다 많은 사람들이 자신의 내면과 소통하면서 깊은 평안을 느낄 수 있다면 좋겠다.

예비 한약사들과의
채식 데이트

어느 날 한약학과 재학생들이 내게 강연을 부탁해 왔다. 평소에 대학생들을 대상으로 강연이 있는 경우에는 딱딱한 채식 이야기보다는 지난 시절 내가 방황했던 이야기에 대해 더 많은 시간을 할애하는 편이다. 특히 이날은 나이가 들어 다시 대학을 진학하고 한약사라는 직업을 선택한 내가 사회 속에서 겪은 다양한 이야기를 후배들에게 나누어줄 수 있게 되어 감회가 새로웠다.

"저는 돈 잘 버는 한약사가 되는 방법은 모릅니다. 개업한 지 몇 해 만에 건물을 사고, 비싼 차를 몰고 다니는 분들도 있는데, 저는 아직도 차가 없어서 대중교통을 이용하고 직원도 한 명 없이 혼자 일하고 있어요. 하지만 한약사라는 직업에 대해 자부심을 가질 수 있는 방법은 누구보다 잘 알고 있습니다. 그리고 자신의 삶을 가장 자기답게 자유로운 방식으로 멋들어지게 살아가는 방법을 책임지고 알려드리겠습니다."

나 같은 선배를 불러주었다는 사실만으로도 후배들이 사랑스러웠다. 월 매출이 상당한, 이른바 '성공한 한약국'도 많은데 말이다. 후배들의 눈이 무언가를 갈구하는 듯한 절실함으로 초롱초롱 빛나는 것을 느낄 수 있었다.

나의 20대 때는 정치적으로 혼란스러워, 첫 대학을 다닐 때는 개인의 삶을 제대로 꿈꿀 수 있는 상황이 아니었다. 그러나 나는 그 후로도 20년 동안 방황했다. 내가 정말로 원하는 것을 찾아 이것도 해보고, 저것도 해보고, 여기저기 돌아다니다 보니 돈도 시간도 많이 낭비했다. 그러다 마흔이 가까워졌을 즈음 한약사라는 이름으로 사회에 나왔다. 만약 방황했던 20년의 시간이 없었다면 어땠을까? 나는 아주 평범한 한약국의 한약사로서 일상을 살았을 것이다. 방황과 고민의 시간은 내가 원하는 방식의 한약국을 만들 수 있는 원동력이 되었고, 지금까지 즐겁고 보람차게 긍지를 가지며 일하고 있다. 내 과거 얘기를 후배들에게 들려주며 결코 서두르지 말라고 신신당부했다. 방황해도, 실패해도 괜찮다, 자신이 진정 원하는 것을 찾는 것이 중요하다고 말이다.

채식을 하며 한약국의 방향을 잡는 것도 좋은 방법이다. 기후변화 시대를 살아가면서 채식에 대한 사람들의 관심이 점점 높아지고 있다. 앞으로 점점 생활습관과 관련된 병이 늘어날 것인 만큼 한약사들은 섭생과 식이요법의 전문가로서 사람들을 도울 수 있어야 한다. 단순히 한약처방뿐 아니라 사람들에게 실질적으로 도움을 줄 수 있는 공부가 필요한 것이다.

이날의 강연이 끝나고, 기린한약국과 같은 한방채식 한약국을 운영하고 싶어 하는 후배들이 모여 나를 찾아왔다. 방학 기간 동안에 내게 와서 공부를 하고 싶다는 것이었다. 그 의지가 대단해 보였다. 나는 열정이 있는 사람들을 아끼고 사랑한다. 후배들이 기린한약국과 같은 한약국이 아니라, 자신만의 한약국을 열어 많은 사람들에게 봉사하며 즐겁고 자유롭게 살아갈 수 있도록 돕고 싶었다. 우선 다른 사람들을 치유하기에 앞서 본인들 스스로의 건강을 관리하고 자신에게 맞는 섭생법을 찾아볼 수 있도록 하는 것이 나의 목표였다. 한 달 동안 채식을 하면서 각자의 체질을 분석하고 그에 맞는 채식 요리를 직접 만들어 도시락을 싸 오도록 숙제를 내주었다.

　그러던 어느 날 우리는 채식 도시락을 싸 들고 한약국에서 도보로 5분 정도 위치에 있는 원적산으로 소풍을 갔다. 새소리 물소리가 들리는 숲 속 정자에 둘러앉아 각자 준비한 도시락을 내놓았다. 예비 한약사들답게 채식 도시락도 명품으로 준비해 왔다. 마치 실험실에서 실험을 하는 것처럼 진지하게 약초를 활용한 약선 요리에 도전한 친구도 있었다. 어떤 친구는 난생처음으로 도시락을 직접 싸봤다며 오색야채 볶음밥을 만들어 왔다. 기특하고 사랑스러운 마음을 말로 다 표현하지는 못했지만 정말 흐뭇했다. 하지만 그럴수록 오히려 매주 버거울 정도의 과제를 내주어 그들을 괴롭혀주는 악역을 맡기로 했다.

　한약사들은 일반인들과는 달라야 한다. 다른 사람들의 병을 다루고 건강을 책임져야 하기 때문에 스스로에게 철저하지 않으면 안

되는 것이다. 내가 요약해서 정리해주는 지식들보다는 스스로 탐구하고 정리하면서 새로운 세상에 눈뜨게 하는 것이 더 좋은 공부가 될 거라고 믿었다.

2주쯤 지나자 눈에 띌 만한 외형적인 변화가 찾아오기 시작했다. 평소 복부비만이 심하고 얼굴빛이 탁했던 여학생은 체중이 줄어들면서 얼굴에서 빛이 나기 시작했다. 일주일 만에 무려 3kg이나 체중이 감량된 친구도 있었다. 평소 잇몸 질환과 구순염으로 고생해왔는데 채식을 한 뒤로는 그러한 증상이 사라졌다는 이야기도 했다. 두 아이의 아빠이면서 한약학과를 늦은 나이에 편입해서 들어온 친구는 채식을 시작하기도 전에 치킨과 맥주를 너무나 사랑하기 때문에 끝까지 실천하기는 어려울 것 같다고 포기했다. 하지만 그는 이 과정을 통해 자신이 얼마나 잘못 먹어왔는지 깨닫게 되었고, 채식이 생각보다 정말 맛있고 먹을 게 많다는 사실에 놀랐다고 했다. 3주 후 그의 동료들은 그에게서 긍정적인 체질의 변화가 눈에 띄게 보인다고 이야기했다. 옆에 다가가기만 해도 후끈하게 열기가 느껴졌었는데 이제 그 느낌이 사라졌다는 것이다. 우리는 그 놀라운 변화들을 4주째 검사를 통해 확인했다.

평균적으로 체중이 1~3kg 정도씩 감량되었고, 복부비만이 해소되거나 얼굴빛이 환해지고 피부가 어린아이처럼 맑아지는 등의 변화가 뚜렷하게 나타났다. 눈으로 직접 확인할 수 있는 놀라운 결과를 마주하자 후배들은 아주 만족스러워했다.

"환자들에게 한약처방을 하지 말고 채식 식이요법만 알려주라는 게 아닙니다. 한약이 필요할 때는 한약을 쓰셔야 해요. 반드시 약이 필요한 사람들이 있으니까요. 하지만 식이요법을 통해서 지금과 같은 변화를 체험하게 해주는 일도 매우 중요합니다. 한약처방과 식이요법을 병행한다고 생각해보세요. 얼마나 많은 효과를 거둘 수 있을까요? 또 때로는 한약처방 없이 식이처방만 내릴 수도 있겠지요. 어때요?"

한 달간의 채식 여행을 즐겁게 따라와준 후배들에게 나는 선물로 토마토 야채수프를 끓여주었다. 토마토와 감자, 양파, 호박 등의 야채를 넣고 구기자와 대추, 계피와 생강을 넣어 수프를 끓인 것이다. 평소에 컨디션이 안 좋거나 오슬오슬 감기 기운이 느껴질 때 나를 위해 만들어 먹는 요리이다. 앞으로 후배들도 각자 자신만의 레시피와 자신만의 음식 처방전 하나쯤은 만들었으면 좋겠다는 생각이 들었다.

"여러분들이 나를 믿고 먼 길을 달려와 고생하셨으니, 나도 여러분들에게 내 마음을 담은 선물로 보답을 드릴게요. 이 요리는 내가 여러분들을 사랑하는 마음을 담아 만들었으니, 모두 행복하게 드셔주셨으면 좋겠습니다."

음식을 통해 사랑을 표현하는 것은 참 멋진 일이다. 후배들이 나중에 한약사가 되어 환자들을 보며 식이요법을 알려줄 때마다 이러한 선배의 마음을 전달해주었으면 좋겠다. 그들이 건강하고 행복한 한약사로 성장해 많은 사람들의 몸과 마음을 치유해주는 날이 오기를 기도해본다.

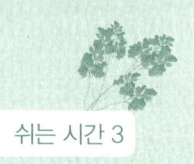

쉬는 시간 3

채식 도시락 데이트

야외 도시락은 김밥이나 유부초밥 등의 특별 간식을 준비해야 한다는 부담을 갖는 경우가 많다. 하지만 그럴 필요 없다. 매일 먹는 밥이라도 도시락에 담아 친구와 나눠먹는 것으로도 충분히 낭만적이다.

현미밥을 싸 오면 건강 도시락이라는 이름을 붙여줄 수도 있다. 곁들이는 반찬 걱정도 쓸데없다. 집에서 먹는 김치와 야채들을 잘라 된장이나 고추장을 소스 삼아 준비하면 간단하다. 단, 야채는 오색으로 준비한다. 미리 장을 보아두면 더 좋겠고, 그것도 귀찮다면 냉장고 야채박스에 넣어둔 야채들을 꺼내어 한입 크기로 자르면 된다. 장아찌나 피클도 좋다.

그런 것조차 준비할 시간이 없다면 굽지 않은 생김을 가위로 등분해서 싸보자. 양념장 대신 김치로 간을 대신할 수도 있고, 그냥 김만 먹어도 고소하다. 평소에 견과류 통을 따로 장만해두었다가 아몬드, 캐슈너트, 땅콩, 호박씨, 해바라기씨, 잣, 호두 등을 조금씩 덜어 가져오면 영양이 풍부해진다. 동네 슈퍼나 채소가게에 들러 손두부를 한 모 사두었다가 오일을 두르고 노릇하게 구워도 좋다. 시간이 없다면 생두부를 작게 썰어 김치에 싸서 먹어도 담백하고 맛있다.

조금 더 상큼한 도시락을 준비하고 싶다면, 샐러드 야채와 소스를 따로 준비해도 좋다. 양상추, 방울토마토, 브로콜리 살짝 데친 것, 당근과 양파, 파프리카 등의 채소들을 적당한 크기로 썰어 고루 섞어 한 통에 담아둔다. 가장 간단한 소스는 올리브오일에 레몬즙이나 식초를 넣고, 소금과 후추로만 간을 한 것이다. 이것만으로도 충분하다. 또는 들깨가루를 올리브오일에 갠 후 소금으로 간하고, 매실 발효액이나 조청 등을 넣어 달콤하게 한 다음 겨자가루와 식초를 조금 섞어 새콤달콤매콤하게 만든 것도 좋다. 이때 식초 대신 레몬을 통으로 가져가서 먹기 직전 직접 야채에 즙을 짜서 뿌려 먹으면 더욱 상큼하다. 통밀빵이나 바게트에 샐러드만 곁들여도 담백한 브런치로 그만이다.

오색야채들은 작은 크기로 송송 썰어 오일을 두르고 소금간만 해서 볶음밥을 만들고, 그 위에 계란 프라이 대신 두부 부침을 얇고 넓적한 크기로 얹은 후, 샐러드나 피클, 장아찌 한 가지만 곁들여도 훌륭한 도시락이 된다.

채식 전문매장에서 구입할 수 있는 콩고기 제품을 응용해도 좋다. 콩고기는 콩단백인 글루텐을 추출해 견과류와 야채를 곁들여 고기의 질감처럼 만든 것이다. 영양적으로 우수하고 맛도 좋지만, 글루텐에 알레르기가 있는 사람들에게는 좋지 않다. 시중의 제품을 구입하는 것이 간편하나, 집에서 콩을 직접 삶아 버섯, 양파, 비트, 캐슈너트, 아몬드 등을 갈아 반죽해 만들면 더욱 맛이 좋다.

도시락 반찬으로 야채를 듬뿍 곁들인 콩불고기나 쌀불고기 요리를 준비하면 뭔가 더 푸짐해 보이기도 한다. 콩햄에는 겨자소스를 곁들이고, 콩으로 만든 오뎅에는 케첩을 곁들인다. 콩햄을 넣어 단출하게 김밥을 만드는 것도 어렵지 않다. 또는 깻잎이나 케일, 근대 잎 등의 큰 잎채소로 쌈밥을 만들어서 돌려 담아도 맛있다. 채식을 오래하다 보면 자연스럽게 담백한 요리에 더 손이 가게 되지만, 특별한 날의 간식이나 도시락 정도라면 눈 딱 감고 즐겨도 좋겠다.

유통기한이 다돼가는 야채들이 아직도 냉장고에 남아 있다면 과감하게 썰어 튀김옷을 입혀 야채튀김을 만들었다가 도시락을 싸면 좋다. 산들산들 바람이 부는 공원에서, 동네 약수터에서, 사무실의 창밖을 바라보며 벗들과 나누는 도시락 데이트는 한두 번 하다 보면 재미가 붙어 다음엔 뭘 싸가지고 갈까 궁리하는 것조차 즐겁다. 때로는 사랑하는 아내와, 혹은 남편과 야외에서 도시락 데이트를 시도해보는 것도 새로운 느낌이 들지 않을까.

학교 도서관에서
멘토 찾기

채식 강의를 하러 다니면서 다양한 연령대의 다양한 직업을 가진 분들을 만나고 있지만, 그중에서도 가장 보람 있는 시간은 성장기에 있는 어린이들과 중·고등학생들을 만날 때다. 어려서부터 일찌감치 채식과 환경에 대한 관심을 갖게 된다면 그들이 만들어내는 세상은 훨씬 더 밝을 것이기 때문이다. 아이들은 마치 반짝반짝 빛나는 별들과 같다. 그들을 마주할 때 나는 참으로 행복하다.

인천의 한 도서관에서 기획한 '학교 도서관에서 멘토 찾기'라는 프로그램의 강사로 발탁이 되어 인천 시내 4개의 고등학교에서 강의를 하게 된 적이 있다. 학생들이 관심을 가질 만한 직업군에 종사하는 사람들을 몇 명 선발해 질의응답 식으로 진행하는 진로적성에 관한 멘토링 프로그램이었다.

여고 시절을 떠올리며 약간 들뜬 마음으로 강의실에 도착했다. 나는 생기발랄한 학생들의 모습과 장난기가 충만한 여고생들의 질문 공세를 기대하고 있었다. 그러나 나를 맞이해준 학생들은 눈에 힘이 풀린 채 무기력한 얼굴을 하고 있었다. 힘없이 나를 가만히 응시하는 학생들의 반응에 적잖이 당황했다.

소통을 하고 싶은 마음에 나의 고등학교 시절 이야기로 강의를 시작했다. 한약사가 되기까지 파란만장했던 일대기를 20분간 쏟아냈지만 여전히 아이들은 힘이 빠져 있었다. 무슨 이유일까?

기린한약국은 세 개 고등학교가 인접해 있는 버스정류장 근처에 위치해 있다. 한약국 문을 닫고 퇴근할 무렵이면 이들 학교에서 쏟아져나오는 학생들이 편의점 파라솔 의자에 앉아 컵라면이나 삼각김밥을 들고 먹는 광경을 거의 매일 본다. 입시도 중요하고 성적도 중요하지만 인스턴트식품으로 허기를 채우는 학생들을 바라볼 때마다 측은한 마음이 들어, 나도 모르게 혀를 차곤 했다. 가끔 한약국으로 약을 지으러 오는 학생들을 마주할 때도 마찬가지였다. 월경을 안 한 지 3년 이상 된 친구도 있고, 간 기능이 저하되어 극도의 만성피로에 젖어버린 친구도 있다. 삶의 의욕을 상실한 눈빛으로 들어와서 사는 게 정말 피곤하다고 말하는 친구도 있다. 불과 열일곱, 열여덟 살 아이들이 말이다. 강의를 듣는 학생들에게 평소에 무엇을 먹고 지내는지 물었다. 대부분 중식과 석식 두 끼를 학교 급식으로 먹고 있었다. 아침식사는 들쑥날쑥한 경우가 많았다. 그리고 간식 종류는 내가 늘 눈으로 확인한바와 같이 편의점이나 패스트푸드점 혹은 학교 매점에서 친숙하게 접하는 간단한 식품들이 대부분이었다.

요즘 학생들은 학교에서 일률적으로 급식을 먹는다. 점심과 저녁 식단을 단체로 배급 받는 형식의 급식 문화는 아이들에게 어떤 영향을 미치고 있을까?

학생들의 입맛은 초·중·고등학생들 거의가 비슷하다. 달고 자극적인 소스와 양념 맛을 좋아하고, 소시지나 햄, 제육볶음, 돈가스 등의 육류 메뉴를 선호한다. 이런 메뉴를 넣지 않으면 밥을 남기는 학생들이 많으니 주방에서는 어쩔 수 없는 선택을 하는 경우도 많다. 천편일률적인 음식을 먹고 비슷한 소스 맛에 익숙한 아이들이 간식으로 선택하는 메뉴도 비슷하다. 편의점에서 쉽고 값싸게 소비할 수 있는 삼각김밥, 컵라면이나 패스트푸드점의 피자, 햄버거, 감자튀김, 파스타 종류가 그것이다. 조금 더 기분을 내고 싶을 때는 값비싼 패밀리레스토랑에 가서 스테이크를 자르거나 스페셜 요리로 입을 즐겁게 한다. 주말에는 엄마가 치킨이나 삼겹살을 대령한다. 아이들은 고기를 먹으며 친구와 교제하고, 위로를 받으며 피로를 푼다.

한국 사회는 초고속인터넷 속도만큼이나 빠르게 변화하고 있다. 그 속에서 성장하는 요즘 학생들은 수많은 정보 중 자신이 원하는 것을 선택하고 소비하는 능력이 뛰어나다. 그러나 무엇이 정작 자신을 행복하게 만들어주는지, 진정 자신이 바라는 게 무엇인지를 알아내는 능력은 뛰어나지 않은 것 같다. 학교 도서관에 모인 학생들의 축 처지고 힘 풀린 눈동자는 내게 그것을 이야기하고 있었다. 자신이 무엇을 원하는지 도무지 모르겠다는 눈빛 말이다. 그저 주어진 대로 열심히 경쟁하고, 성실하게 공부하는 것이 지금으로서는 최선이라고 생각할 뿐이다. 자발적인 의지로 생동감 있게 넘실대며 살아가는 생명에게서는 발랄함을 볼 수 있다. 그러나 아이들에게서 그런 모습은 찾기 어렵다. 한 학생이 손을 들고 말했다.

"선생님, 저는 이제껏 부모님이 시키는 대로 살아온 것 같아요. 그냥 남들처럼 공부해야 한다고 생각하니까 공부하고, 진학 문제도 저의 장래 희망도 모두 부모님이 원하시는 방향에 따라왔어요. 그런데 오늘 선생님 말씀을 듣고 나서 제 길을 가고 싶다는 생각이 들었어요. 저도 인생을 즐기며 살고 싶어요. 얽매이는 생활이 아니라 자유로운 생활을 하고 싶어요. 선생님처럼요."

이 학생들이 나이가 들면 아마도 90세에서 100세까지는 충분히 살 것이다. 시간은 아직 많이 남아 있다. 서두르거나 포기하거나 절망할 필요가 없다. 지금 당장 내가 원하는 게 뭔지 모르더라도, 매일 반복되는 일상에 회의가 들더라도, 그것은 과정일 뿐이다.

"우리는 대부분 인생을 자기가 노력해서 무언가를 성취해야 한다고 생각해요. 그래서 남들보다 뒤처지거나 일이 뜻대로 풀리지 못하면 스스로를 탓하고, 괴로워하게 되지요. 하지만 인생을 조금 살아보니까 모든 게 다 내 뜻대로만 되는 게 아니더라고요. 내가 의도하든 의도하지 않든, 나를 이끌고 나아가는 생명의 힘이 있어요. 그게 나의 주인이에요. 나에게 주어지는 모든 일들은 전부 이 생명에너지가 하는 일이에요. 그 에너지는 나만 가지고 있는 게 아니라 우리 모두 가지고 있어요. 나를 살리기 위해서는 같이 잘 살아야 하는 거예요. 그런데 학교에서는 같이 잘 살아가는 방법에 대한 공부는 안 가르쳐줘요. 혼자 잘 사는 방법만 열심히 부추기고 있지요. 그러다 보니까, 남들보다 뒤처지지 않기 위해 공부하는 게 목표가 돼버렸어요. 여러분들도 지금 그것 때문에 괴로워하고 있는 건 아닌가요? 왜 사는지, 왜 열심히 공부해야 하는지 뚜렷한 목표가 있어서가 아니라 남들한테 뒤처질까봐 불안하고 두려워서 공부하고 있는 건 아닌가요?"

나는 채식을 하면서 배우게 된 생명의 이치에 대해 학생들에게 설명해주었다. 생명을 살리는 길이 어떤 것인지, 삶 자체를 즐긴다는 것이 무엇인지에 대해서 말이다. 그리고 일이 뜻대로 되지 않는 것이 자기가 잘못해서 그런 게 아니니 스스로를 너무 다그치거나 탓하지 말라고 당부했다. 생명마다 자연의 속도가 다른 법이니, 때를 기다릴 줄 아는 지혜를 가져보라고 말이다. 당장 코앞에 닥친 입시 스트레스로 마음의 여유조차 없는 친구들에게 내 이야기가 얼마나 가닿았을지는 모르겠다. 다만 이 친구들이 남들과 비교하지 말고 자신만의 꿈을 꾸기를 소망해본다. 그리고 그 길이 모두를 행복하게 할 수 있는 생명의 길이었으면 좋겠다.

어린이들을 위한
힐링 캠프

축령산에서 '어린이를 위한 힐링 캠프'를 진행한 적이 있다. 1박 2일간의 프로그램을 위해 멀리 군산에서 대형버스를 타고 아이들이 찾아왔다. 때마침 폭우주의보가 내려진 날이어서 하루 전날부터 무척 걱정을 하고 있었다. 아이들이 감기에 걸리면 어떻게 하나, 산에서 진행할 프로그램들을 취소하게 되면 실망하지 않을까, 음양의 균형을 맞추기 위해 기획된 전체 프로그램을 대폭 수정해야 하는 것은 아닐까 등의 걱정으로 그들을 기다리는 내내 마음이 편치 않았다. 비는 하늘에서 물벼락을 쏟아붓는 듯이 내렸고, 마침내 빗속을 뚫고 버스가 도착했다. 우산으로 두 명씩 받쳐서 안전하게 숙소로 안내하기 무섭게 아이들의 함성 소리와 불규칙한 발소리가 건물 전체에 울려퍼졌다. 기운 넘치는 에너지를 느끼는 순간, 내가 괜한 걱정을 하고 있었구나 싶었다. 천방지축 통제가 안 되는 아이들의 무질서한 움직임은 내게 다 괜찮을 거라고 말해주고 있었다.

일주일 전쯤, 훈련원 측으로 캠프 일정 동안 아이들에게 제공될 채식 식단과 레시피, 채식 재료 목록 등을 메일로 보냈다. 너무 자연식 위주의 풀빛 밥상을 제공하면 자칫 거부감이 들 수도 있을 것 같아 콩으로 만든 고기와 콩햄 등을 주문해서 다양하게 메뉴를 구성했다. 빗속을 달려온 아이들에게 맛있는 한 끼 밥상은 그 자체로 선물이고 위안일 것이었다. 그래서 첫 끼 반찬으로 콩불고기를 푸짐하게 준비했다. 아니나 다를까. 파프리카, 버섯, 당근, 양파와 콩으로 만든 콩불고기는 아이들의 마음을 단번에 사로잡았다.

"선생님, 소고기보다 맛있어요. 이제 콩불고기만 먹을래요."

아마도 버스를 타고 먼 길을 오느라 배가 고파 더 맛있게 느껴졌을 것이다. 현미밥에 곁들여진 반찬은 콩불고기와 들깨미역국, 근대나물, 깻잎장아찌였다. 아이들은 의외로 채소 반찬들을 잘 먹었다. 설핏 불안했던 마음이 풀리면서 안도의 한숨이 새어나왔다. 식사를 마친 아이들이 펄펄 힘이 솟은 듯 건물 곳곳을 뛰어다니기 시작했다. 그러더니 숲 속에 가서 뛰어놀고 싶다고 조르는 것이 아닌가. 비가 와서 안 된다고 했더니 한 아이가 씩 웃으며 말했다.

"선생님, 저희들 갈아입을 옷 준비해 왔어요!"

아이들은 숲에 가서 한바탕 신나게 놀고 저녁때쯤 돌아왔다. 그 사이 나는 두 가지 요리를 준비해놓았는데, 아이들은 메뉴를 보자마자 환호성을 질렀다. 하나는 아이들이 좋아하는 탕수육으로, 고기 대신 버섯과 채식 햄을 넣어 튀긴 후 매실효소를 넣어 소스를 만든 매실탕수채였다. 다른 하나는 두부를 큼직하게 구워 스테이크 소스를 얹은 두부스테이크였다. 함께 진행을 도운 분들도 처음 맛보는 요리를 먹어보고는 매일 이렇게 먹을 수만 있다면 누구나 채식을 할 거라고 이야기했다. 어쩌면 고기에 대한 집착은 맛있는 요리를 제대로 해 먹을 수 없는 바쁜 현대인들의 생활방식 때문이 아닐까 싶었다.

저녁 식사를 마친 후 명상 홀에 모인 어린이들과 선생님들이 둥그렇게 원을 그리며 앉았다. 그러고는 요가 동작을 함께 따라 했다. 낮에 폭포수 속을 뛰어놀며 긴장되었던 근육과 피곤한 몸을 부드럽게 이완시켜준 것이다. 체내 에너지를 마음껏 발산했으니 다시 차분한 동작을 취했다. 에너지를 내면으로 수렴시켜 의식을 평화롭게 만드는 시간은 음양의 균형을 회복시켜주기 때문이다. 조용하고 부드러운 파동이 흐르는 음악을 배경으로 모두가 간단한 명상 자세로 앉아 눈을 감고 명상을 시작했다. 간혹 여기저기 몸을 움직거리는 아이들도 있었지만, 의젓한 자세로 앉아 진지하게 눈을 감은 대부분의 어린 부처들의 모습은 바라만 보아도 평안했다. 명상 시간이 끝난 후, 나는 어린이들에게 바닥에 시체처럼 누워보라고 했다. 마치 우리가 죽음을 맞이한 것처럼 온몸의 힘을 풀고 조용히 바닥에 눕는 일명 '시체 자세'를 취하게 하자 어린이들은 쌕쌕거리는 숨소리를 내며 달콤한 꿈을 꾸는 듯 고요해졌다. 큰 명상 홀에 둥그렇게 원을 그리고 누운 어린이들의 고요한 숨소리 자체가 명상에너지를 내뿜었다. 천사들이 누워서 명상을 하고 있었다.

누워 있는 자세를 봐주기 위해 조심조심 발을 옮기는 동안 아이들이 하나 둘씩 깊은 잠에 빠져들었다. 아마도 가장 깊은 상태에 들어간 것이리라. 그대로 편안히 잠잘 수 있도록 명상 음악을 계속 30분 정도 더 틀어두었다. 평안한 침묵이 이불처럼 포근하게 아이들을 감싸주고 있었다.

다음 날 캠프를 떠나는 어린이들에게 가장 재미있었던 프로그램이 뭐였냐고 물어보았다. 아이들 대부분이 계곡 물놀이와 시체놀이라고 대답했다. 흔히 어른들은 어린이들이 명상을 별로 좋아하지 않을 거라고 생각한다. 명상을 성숙하고 교양 있는 어른들의 놀이라고 여기기 때문이다. 하지만 가장 큰 움직임과 가장 고요한 평안의 대비는 어린이들에게 강렬한 체험으로 기억되어 있었다. 깊은 평안을 자주 느끼는 아이들은 훨씬 더 행복하고 자유로운 어른으로 성장할 수 있을 것이다.

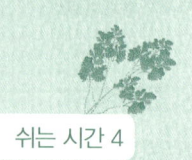

쉬는 시간 4

어린이 오감 테라피 힐링 캠프의 채식 식단

	식 단	재 료
월요일 점심	현미밥, 콩불고기, 야채쌈, 쌈장, 들깨미역국, 나물 한 가지, 김치	콩불고기(콩고기, 당근, 표고버섯, 파프리카, 양파, 브로콜리), 각종 야채, 쌈장(된장, 현미밥, 들깨가루, 캐슈너트, 잣, 호두), 들깨미역국(들기름, 집간장, 들깨가루, 미역, 다시마, 표고버섯), 콩나물, 김치
월요일 저녁	현미밥, 매실탕수채, 두부스테이크, 호박된장국, 김치	매실탕수채(느타리버섯, 표고버섯, 피망, 당근, 목이버섯, 소스: 매실효소, 감식초, 맛간장, 전분), 두부스테이크(소스: 맛간장, 전분, 양파, 매실효소, 레몬즙, 통깨, 토마토케첩), 호박된장국(호박, 두부, 된장, 다시마)
화요일 아침	카레라이스, 양배추오이 피클, 김치, 샌드위치 한 조각씩	감자, 양파, 양배추, 토마토, 호박, 카레가루, 피클(양배추, 오이), 김치, 샐러드(두유마요네즈, 양파, 양배추, 당근, 채식 햄, 겨자소스), 호밀빵
화요일 점심	새싹연두부 비빔밥, 시금치된장국, 양배추오이 피클, 과일야채 샐러드	오색야채(새싹이나 어린잎 채소, 연두부, 당근, 고추장, 깨소금), 현미밥, 시금치된장국(된장, 들깨가루, 다시마, 시금치), 피클(양배추, 오이), 과일야채 샐러드(과일, 양상추, 파프리카, 피망, 건포도, 견과류, 두유마요네즈, 겨자소스)

어린이들의 눈에 비친
가족의 밥상

어린 시절에 먹은 음식에 대한 기억은 우리의 의식 속 어딘가에 추억과 함께 저장되어 있다. 그때를 떠올릴 때 특별히 생각나는 음식이 있다면, 그것은 단지 재료와 조리법, 맛이 좋았기 때문만은 아니다. 음식을 먹으면서 나누었던 정감과 분위기가 좋았기 때문이다. 말하자면 사랑받았던 감정에 대한 아련한 향수를 음식을 통해 느끼는 것이다. 어렸을 때 먹었던 정겨운 추억의 음식을 커서도 여전히 먹을 수 있는 사람은 행복한 사람이다. 사실 그렇지 못한 경우가 더 많기 때문이다. 그러면 요즘 어린이들은 어떨까? 과연 엄마들로부터, 또는 가족들과 함께 깊은 정을 나누는 추억의 음식을 먹으며 살고 있을까?

어린이 힐링 캠프에 참여한 어린이들에게, 가장 좋아하거나 먹으면서 행복하다고 느꼈던 음식을 그림으로 그려보라고 했다. 함께 먹는 사람들과 상황에 대해서 설명할 수 있는 그림을 그리게 한 후,

한 사람씩 나와서 자신의 그림을 직접 설명하도록 했다. 처음에는 기대 반 재미 반으로 가볍게 어린이들의 발표를 듣기 시작했다. 그런데 그림을 보고, 또 설명을 들으면서 내 마음이 점점 무거워지기 시작했다.

"전 가장 맛있게 먹은 요리가 없어서 제가 먹고 싶은 요리를 그렸습니다. 보석밥이에요. 밥에 보석이 들어 있는 것입니다."

1학년 남학생의 발표였다. 처음에는 장난치는 줄 알았다. 그래서 엄마가 해준 요리 중에 맛있는 게 없었냐고 물었다. 그러자 시무룩한 표정으로 고개를 좌우로 저으며 없다고 대답했다. 금방이라도 울음을 터트릴 듯한 표정에 나는 당황했다.

"아, 그렇구나. 그래, 보석밥 참 맛있어 보이네."

겨우 이렇게 마무리를 하고 제자리로 돌려보냈다. 다음 학생은 아주 단순한 그림을 그렸다. 계란부침 같았는데 흰 동그라미 안에 노른자만 덩그렇게 그려져 있었다. 내가 물었다.

"엄마가 해준 계란 요리가 제일 맛있었어요?"

아이는 고개를 저으며 엄마는 평소에 요리를 하지 않는다고 대답했다. 이모가 가끔 오셔서 요리를 해주는데 지난번에 해주었던 계란 부침이 너무 맛있었다고 했다. 이 그림을 마주하고 있는 내가 참 머쓱해졌다. 가슴이 점점 먹먹해지기 시작했다. 나는 처음에 불고기 햄버거나 피자, 떡볶이가 그려진 그림을 예상했었다. 요즘 어린이들이 가장 좋아하는 메뉴들은 부모님과 함께 먹는 햄버거나 피자 그림이 일반적일 것이라 생각했기 때문이다. 물론 캠프에 참여한 친구들의 그림 중에는 내 예상과 맞아떨어졌던 그림도 많았다. 그런데 이들의 설명이 아주 의외서 나는 또 한 번 당황할 수밖에 없었다.

"누구랑 같이 먹었어요?"

"친구랑요."

"엄마, 아빠랑 같이 안 먹었어요?"

"엄마 아빠랑 같이 안 살아요. 할머니랑 살아요."

"엄마는 이혼해서 없고요, 아빠랑 살아요."

"엄마 아빠는 바빠요."

나도 모르게 탄식이 나왔다. 이 밖에 다른 어린이들의 그림 중에서도 엄마의 따뜻한 밥상은 단 하나도 없었다. 정말 충격이었다. 아무리 인스턴트음식이나 외식일지라도 어린이들이 가족 속에서 행복했던 기억을 이야기해줄 거라 생각했다. 갑자기 좀 심각한 기분이 들어 담당 선생님들에게 상담을 요청했다.

선생님들은 그림을 그린 아이들의 가족 환경에 대해 자세한 이야기를 들려주었다. 여기에 참여한 아이들이 경제적으로 가정 형편이 어렵거나 맞벌이부부의 자녀라는 것도 그제야 알 수 있었다.

"아무리 그래도 그렇지, 그럴수록 부모와의 시간은 더 애틋한 법 아닌가요? 어떻게 이럴 수 있죠?"

학교에서 방과 후 학습 프로그램에 참여하는 학생들 중에서 돌봄교실에 참여하는 친구들은 저녁 9시까지 친구들과 학교에서 생활한다는 것이다. 물론 학교의 프로그램은 나무랄 데 없이 훌륭했고, 국가에서 예산 지원도 충분히 받기 때문에 양질의 교육이 진행되고 있었다. 하지만 정작 어린이들에게 가장 필요한 가족과의 교감, 특히 부모와의 정서적 유대관계, 나를 돌봐주고 보호해주는 최종적인 인연에 대한 느낌이 없다는 것은 참으로 충격적인 일이 아닐 수 없었다. 선생님들도 나와 함께 심각한 고민을 해주셨다. 우리는 밤늦도록 대화를 했다. 유독 눈에 띄는 친구들의 그림을 내가 선택하자 선생님들은 학생들이 자신의 상황을 정확하게 표현하고 있다고 설명해주셨다. 가슴이 저려 왔다. 아이들 모두를 하나하나 꼭 껴안아주고 싶었다.

우리는 도대체 무엇 때문에 그토록 돈을 벌려고 애쓰며 살아가는 걸까. 경제적으로 어려운 탓도 물론 있을 것이다. 하지만 그림을 보며 한 선생님이 이런 말씀을 했다.

"저희 때는 경제적으로 지금보다 풍요롭지 않았지만, 어머니는 늘 밥을 직접 가마솥에 해주시고, 누룽지를 끓여주셨지요. 지금도 술 먹은 다음 날 속이 안 좋을 때면 어머니가 끓여주셨던 그 누룽지가 그리워집니다. 어머니는 내가 신 김치도 싫어하고, 갓 버무린 날 김치도 안 먹는다는 걸 알고 계시지요. 저는 적당히 익은 김치 외에는 손을 잘 안대거든요. 나이가 들어 생각해보니 어머니의 잘 익은 김치와 가마솥 누룽지가 정말 보약보다 더 귀하게 느껴집니다. 하지만 요즘 부모들은 자식에 대해 아는 게 거의 없잖아요. 아이들 성적에만 관심을 보일 뿐 애들이 뭘 좋아하는지, 뭘 먹고 싶어 하는지는 신경도 안 써요. 그게 제일 문제랍니다."

우리 어린이들의 현실이다. 이런 어린이들이 학업 성적이 좋고 공부를 잘해서 명문대를 졸업한들, 정말로 행복해할까? 입시 경쟁에 치이거나 왕따를 당해 자살을 하는 고등학생 이야기며 명문대 학생들의 잇단 자살에 대한 보도를 접할 때마다 속상해진다. 이 아이들에게 경쟁에서 살아남는 법보다 따뜻한 온기가 살아 있는 정성이 담긴 밥상이 중요하다고 가르쳐주었더라면 어땠을까? 캠프의 채식 식단을 즐겁고 행복하게 먹는 어린이들을 보면서, 어린이들은 고기를 본능적으로 좋아한다는 우리의 흔한 생각이 틀린 것일지도 모른다는 생각이 들었다.

어린이들이 좋아하는 것은 함께 둘러앉아 먹는 맛있고 따뜻한 밥상이다. 그것이 채식이든 육식이든 중요한 문제가 아니란 것이다. 사교육비는 증가하는데 집밥 먹는 아이들은 점점 줄고 있는 현실, 집에서 하루 한 끼도 밥을 먹지 못하는 아이들이 늘어나고 있는 현실, 정말로 심각하다. 이들이 성인이 되어 만들어낼 세상이 두려워진다. 사랑스러운 어린이들에게 따뜻하고 사랑이 넘치는 집밥을 먹여주는 일, 정말로 중요하지 않겠는가?

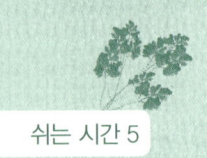

쉬는 시간 5

기린한약국 식이요법 가이드

*** 주의해야 할 음식**

육류, 생선류, 어패류, 계란, 우유 및 유제품, 젓갈류, 인스턴트식품, 흰밀가루 음식(제과점 빵, 과자, 국수 등), 냉동식품(아이스크림 포함), 통조림, 카페인음료, 탄산음료, 정제설탕(백설탕, 황설탕, 올리고당 포함), 정제염, 화학조미료

*** 현미 채식 실천 원칙**

1. 현미: 정제된 곡물 대신 100% 현미밥을 먹는다. 현미멥쌀과 현미 찹쌀을 1:1 비율로 섞은 다음, 콩을 섞어 먹는다.
2. 반찬은 다양한 색깔의 신선한 야채와 나물을 섭취하되 양념을 많이 하지 않는다.
3. 야채, 과일은 매일 먹는다. 단 당뇨 환자는 과일을 3개 이하로 먹는다.
4. 견과류는 하루 한 줌(30g, 약 200kcal) 정도로 먹는다.
5. 생김, 다시마, 미역, 톳나물 등 해조류를 자주 먹는다.
6. 외식을 할 경우, 가능하면 현미 도시락을 준비하고, 안 되면 한식 (비빔밥, 두부 요리)을 먹는다.

* **채식 식단 구성 시 주의할 점**

1. 영양에 대한 상식이 없으면 밥과 김치만 먹게 되어 단백질, 필수 지방이 부족해져 영양 불균형을 초래하기 쉬우므로 콩류, 견과류를 섭취해 양질의 단백질을 공급해준다.
2. 그릇된 채식을 하게 되면 비타민 B_{12}가 부족해지기 쉬우므로, 반드시 현미밥, 통밀, 갖가지 녹색야채, 과일, 해조류 등을 충분히 섭취해야 한다.
3. 현미, 콩류(두부, 두유, 된장 포함), 채소, 과일류는 매일 들어가게 하고 해조류와 견과류는 1일 식단에 자주 사용한다.
4. 갑자기 식사 패턴을 바꿀 경우에는 운동을 병행해 근육량을 길러주면 관리하기 좋다. 걷기부터 유산소운동까지 체력에 맞는 규칙적 운동을 한다.
5. 하루 1.5L~2L정도의 미네랄생수를 마시되, 식전 1시간 30분부터 식후 1시간 30분 사이에는 물을 가급적 마시지 않는다.

* **기본적인 채식 요리를 위한 가이드**

1. 고기, 멸치, 가다랑어로 만든 육수 대신 마른 다시마, 무, 표고버섯, 양배추, 당근 등을 우려낸 채수를 쓴다.
2. 육류나 닭고기, 생선 대신 두부나 콩을 활용한 요리, 견과류, 종실류, 현미, 오색야채를 통해 단백질을 공급한다.
3. 쇠고기나 닭고기, 멸치분말, 화학조미료 대신 표고버섯가루, 다시마가루, 깻가루, 채소가루 등을 쓴다.
4. 시판되는 대부분의 냉동가공품은 어육가공품이다. 두부나 글루텐 등을 이용해서 만들어 먹거나, 채식으로 표기된 상품을 구입한다 (단, 알레르기가 있다면 글루텐을 주의한다).

5. 김치에는 젓갈이나 액젓, 화학조미료를 넣지 않고 담가 먹는다.
6. 시판 만두는 대부분 고기만두이고 야채만두라 해도 채식용이 아닐 경우가 많으니 채식 전문점에서 구입하거나 직접 만들어 먹는 것이 좋다.
7. 라면에는 대부분 어육 분말이 들어간다. 면만 활용하거나 채식 라면을 구입한다. 가능하면 인스턴트식품은 적게 먹는 것이 좋다.
8. 빵의 경우 대부분 계란이 들어가며, 과자는 동물성기름이 들어가는 것이 많다. 계란, 우유, 글루텐이 들어가지 않은 채식 빵을 선택하되 흰밀가루보다 통밀이나 현미잡곡으로 만든 빵과 과자를 선택한다.
9. 현미밥에 콩을 고루 섞어 밥을 지으면 육류보다 더 건강한 영양소를 섭취할 수 있다.
10. 반찬으로는 과실채소, 잎채소, 줄기채소, 뿌리채소, 해조류, 버섯류를 고루 쓴다.
11. 땅콩, 호두, 잣 등의 견과류와 흰깨, 검은깨, 들깨 등의 종실류를 조금씩 활용한다.
12. 각종 과일류를 고루 섭취하며 특히 제철과일을 제때 먹을 수 있도록 한다.
13. 좋은 소금, 좋은 된장, 좋은 간장을 쓰면 채식 본래의 깊은 맛을 더 느낄 수 있다.

* 쇼핑 시 채식 재료 구입하는 법
1. 성분 표시에 동물성(육류, 생선, 계란 등)이 있는지 살펴본다.
2. 부드러운 빵 종류, 초코파이류, 크래커, 쿠키 등은 대개 계란이나

우지(소 지방질)가 들어간다.
3. 쌀강정, 쌀 과자에 젤라틴(돼지껍질 성분)이 들어가는 경우가 많다.
4. 쫀득한 사탕이나 젤리의 경우에도 동물의 가죽에서 추출한 젤라틴이 들어가는 것이 많다.
5. 요플레, 두유 중에도 젤라틴이 들어가는 것이 있으니 주의해야 한다.
6. 빵가루에도 계란이 들어가므로 성분 표시를 잘 보고 구입해야 한다.
7. 시중에서 판매되는 쌈장에는 번데기가루 등의 동물성이 들어 있으므로 된장에 고추장과 두부, 현미밥, 견과류와 오일을 넣어 직접 만드는 것이 좋다.
8. 간장의 경우 조미간장은 가다랑어 등의 해물이 들어가기도 한다. 가능하면 집간장에 조청과 천연향신료, 식초를 넣어 맛을 내보자.

* **참고 사항**
채식 상품을 취급하는 쇼핑몰이나 채식 상품점, 채식 식당의 상품 매장 등을 이용하면 채식 재료 구입에 도움이 된다.

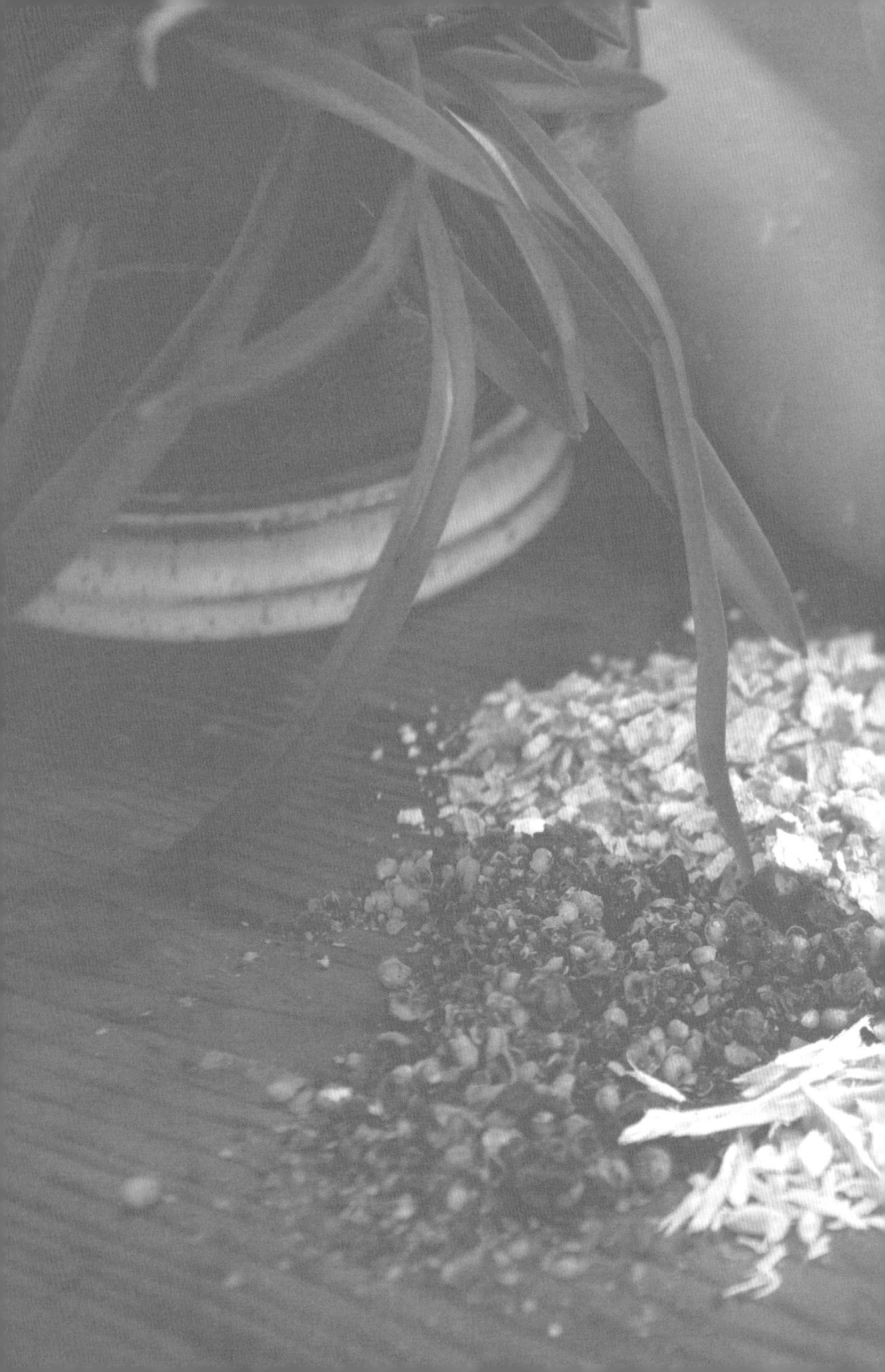

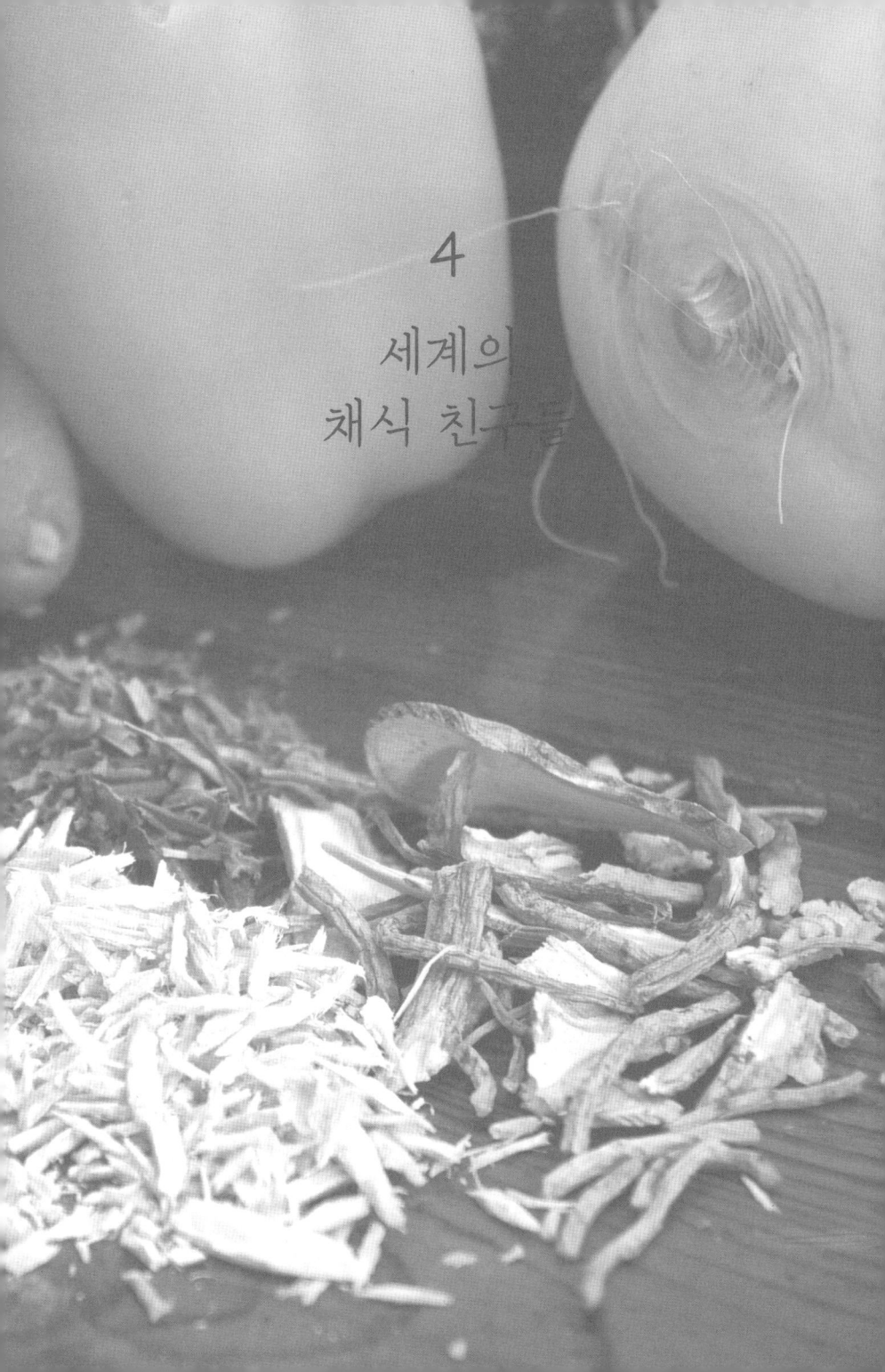

4
세계의 채식 친구들

'고기없는월요일'을 시작하다

2009년 덴마크 코펜하겐에서 유엔기후변화협약당사국총회UNFCCC COP15가 열렸다. 매년 열리는 이 회의에는 각국 정상들과 비영리단체, 대학생, 자원봉사자 들이 참석해 3주 동안 기후변화 정책과 온실가스 감소에 관한 목표 수준을 정하고 협상한다. 본 회의에 앞서 벨기에서 열린 토론회에는 폴 매카트니Paul McCartney가 참석했다. 폴 매카트니는 전설적인 락 그룹 비틀스의 전 멤버로서 세계에서 가장 유명한 채식인 중 한 명이다. 평소 낚시를 좋아하는 그는 낚싯바늘에 아가미가 걸려 버둥거리는 작은 물고기를 보고, 생명의 애처로움에 뭉클함을 느껴 채식을 결심했다고 한다. 동물보호 활동에도 앞장서는 그가 그날 회의에 참석했던 이유는 기후변화의 대안으로 일주일에 하루 채식을 하자는 '고기없는월요일Meat Free Monday' 캠페인을 제안하기 위해서였다.

이 운동은 1차 세계대전 당시 미국 식품관리국이 내걸었던 '식량이 전쟁을 이기게 한다Food Will Win the War'라는 슬로건과, '고기없는월요일Meatless Monday'과 '밀없는수요일Wheatless Wednesday' 운동을 벌였던 것에서 유래한 것이다. 그 당시 신문과 잡지 광고, 조리법 책자 발간 등의 적극적인 홍보를 통해 약 1천만의 가정과 7천 개 호텔이 참여했다. 이때 뉴욕 시 호텔에서만 일주일 동안 절약한 고기의 양이 약 116t에 달할 정도로 이 캠페인은 많은 호응을 얻었다. 2차 세계대전 이후 당시 미국 대통령이었던 루스벨트와 트루먼은 이 캠페인을 부활시켜, 식량들을 절약해 전쟁으로 인해 파괴된 유럽을 복구하기 위한 구호품으로 보내기도 했다. 그러다 미국인들 사이에서 차츰 지나친 육류 소비에 대한 문제제기가 나타났고, 더불어 육식이 건강에 해롭다는 인식이 확산되기 시작했다. 그즈음, 2003년 존스홉킨스 블룸버그 공중보건 대학원에서 포화지방을 줄여 질병을 예방하기 위한 대중 건강 교육 프로그램이 실시되면서 다시 '고기없는월요일' 캠페인이 탄력을 받았다. 이 캠페인에는 20여 개 학교가 참여하였다.

전쟁을 승리로 이끌기 위한 식량 절약 캠페인이 공중보건을 위한 건강관리 프로그램으로 실시되었다가 2009년 폴 매카트니에 의해 다시 환경 운동으로 부활한 셈이다. 어쨌든 그 덕분에 이 운동은 미국을 넘어 전 세계로 확산되었다. 그는 우리가 식단을 바꾸는 것만으로도 지구의 미래가 달라지고 더 좋은 세상을 만들 수 있다고 주장했다. 이날 회의에 참석했던 기후변화에관한정부간패널IPCC의 라젠드라 파차우리Rajendra Pachauri 의장은 일주일에 하루, 육식 식단을 채식으로 전환하면 온실가스 배출량을 1/25로 줄일 수 있다는 사실을 전하며, 폴 매카트니의 제안에 적극 동의했다. 그는 다큐멘터리영화 〈불편한 진실〉에 출연했던 앨 고어$^{Al\ Gore}$ 전 미 부통령과 함께 노벨평화상을 수상한 채식인이다. 유엔회의를 통해 폴과 파차우리 의장은 '고기를 줄이면 열을 내릴 수 있다$^{Less\ Meat,\ Less\ Heat}$'라는 슬로건을 내세우며 일주일에 하루 채식을 하자고 공식적으로 제안했다. 이를 계기로 여러 나라에서 채식 운동이 환경 캠페인으로 확산되기 시작했다.

몇 년간 전국을 다니며 채식 강의를 해온 나는, 강의에 참석했던 사람들이 막상 현실로 돌아가면 다시 원래의 식단을 찾게 된다는 사실을 알게 되었다. 개중에는 채식을 통해 삶의 방식이 완전히 바뀐 경우도 있고, 특정 질환으로부터 자유로워진 사람들도 있지만, 전체적으로는 소수에 불과했다. 고기 맛을 잊을 수 없어서가 아니었다. 채식을 하고 싶어도 가족들과 함께 식사하거나 사회생활을 해야 하는 환경에서 혼자서 채식을 하는 것이 매우 어렵기 때문이었다. 남들과 함께 있을 때 튀고 싶어 하지 않는 보통 사람들로서는 채식을 꾸준히 실천하기가 힘들었던 것이다.

이제까지의 활동에 대한 반성과 고민이 시작되었을 즈음, '고기 없는월요일' 캠페인에 대해 알게 되었다. 그때 또 다시 내 속에서 번쩍하고 섬광이 스쳤다.

'맞아, 바로 그거야!'

나는 아주 절묘한 인연을 만난 기분이 들었다. 누구나 실천할 수 있는 대안을 찾던 내게 이 캠페인은 딱 안성맞춤이었다. 이거다 싶으면 아무 생각 없이 덤벼드는 이 성격을 나는 누구한테 물려받은 것일까? 못 말리는 돈키호테가 다시 출동을 했다. 그런데 의기양양한 나와는 달리 주변 사람들의 반응은 생각보다 긍정적이지 않았다.

"우리나라 사람들 대부분이 일주일에 2~3일 정도는 고기를 안 먹을 텐데, 그걸 뭘 운동까지 벌이고 그래요?"

캠페인 명칭이 어색하다고 지적하는 사람도 많았다.

"차라리 채식을 하자고 대놓고 얘기하는 게 낫지 않아요?"

'고기없는'이라는 표현은 매끼 육식을 하는 서양에서나 통할 말이지, 그렇지 않은 우리나라에서는 거부감이 들 수밖에 없다는 것이었다. 사람들에게 뭔가 확 와 닿을 만한 메시지가 필요했다. 여러 가지 표현을 고민하던 나는 다시 원래의 '고기없는월요일'에 눈길을 주었다. 입에 잘 달라붙지는 않지만, 그래도 육식에 얽힌 문제의 심각성을 전하기에는 꽤 괜찮은 표현이 아닐까. 게다가 일주일에 하루만 고기를 안 먹으면 온실가스를 크게 줄일 수 있다는 사실도 캠페인을 벌이는 데 힘을 실어줄 수 있을 것 같았다. 나는 그냥 밀어붙이기로 했다. '고기없는월요일'을 범국민운동으로 만들어야겠다는 각오로 좀 더 용기를 내기로 했다. 그리고 내가 진행하려는 일에만 집중했다. 그것은 몇 년 동안 채식 운동을 해온 나조차도 잘 몰랐던 사실을 사람들에게 알리는 일이었다. '일주일에 하루 채식'이 지닌 놀라운 효과 말이다.

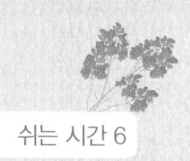

쉬는 시간 6

일주일에 하루 채식을 하면……

모든 미국인들이,
7일 동안 고기를 안 먹으면…… 미국의 모든 차를 없앨 수 있다.
6일 동안 고기를 안 먹으면…… 미국의 모든 가정에서 전기를 사용하지 않는 것과 같다.
5일 동안 고기를 안 먹으면…… 모든 미국인들이 각자 43그루의 나무를 가질 수 있다. 130억 그루의 나무를 정원에 심고 10년간 자라게 할 수 있다.
4일 동안 고기를 안 먹으면…… 미국의 모든 가정에서 전기, 가스, 정유, 등유의 사용을 절반으로 줄일 수 있다.
3일 동안 고기를 안 먹으면…… 온실가스 300Mt의 감소 효과(미국의 모든 차를 프리우스로 바꾸는 것보다 더 큰 효과)를 거둘 수 있다.
2일 동안 고기를 안 먹으면…… 미국의 모든 전기 제품을 에너지 절약 제품으로 바꿀 수 있다.
1일 동안 고기를 안 먹으면…… 매년 뉴욕에서 로스앤젤레스까지의 비행기 티켓 9천만 장에 해당하는 온실가스를 줄일 수 있다.

―암스테르담 자유대학과 니콜라스 퍼거슨재단의 공동연구 결과,
다큐멘터리영화 〈고기에 대한 불편한 진실〉에서

통계(The Institute for Environmental Studies(IVM), VU University, Amsterdam, the Netherlands and HM Government's UK Climate Change programme, 2006)에 의하면, 일 년간 일주일에 하루 채식을 하면 영국의 경우, 자동차 500만 대가 운행하지 않는 효과가 있다고 한다.

아울러 다큐멘터리영화 〈고기에 대한 불편한 진실Meat the truth〉에서는 암스테르담 자유대학과 니콜라스 퍼거슨재단의 공동연구 결과를 흥미롭게 소개하고 있다. 미국 사람들이 하루만이라도 스테이크 대신 채식을 하면, 매년 뉴욕에서 로스앤젤레스까지 가는 비행기의 티켓 9천만 장에 해당하는 온실가스를 줄일 수 있다고 한다. 이틀을 그렇게 하면 미국 가정의 모든 가전제품을 친환경 에너지 절약제품으로 바꾼 것에 맞먹는 효과가 있고, 사흘 동안 고기를 안 먹으면 약 300Mt의 온실가스를 줄일 수 있는데, 이는 미국의 모든 차를 토요타의 하이브리드 카인 프리우스로 바꾸는 것보다 더 큰 효과라고 한다.

우리나라 환경부에서 조사한 결과도 있다. 4인 가족이 한 끼 밥상을 차리는 데 평균 4.8kg의 온실가스가 배출된다고 한다. 1인 기준 밥 한 공기에 770g, 된장찌개는 1,450g, 피자는 1,970g, 햄버거에서는 3,740g의 온실가스가 배출된다. 특히 소와 같은 반추(되새김질하는)동물 고기를 먹으면 그 배출량은 급격히 증가한다.

이와 관련하여 MBC 뉴스데스크(2010년 11월 30일 방영)에서도 실험을 진행했다. 평소 하이브리드카를 타고 점심으로 쇠고기를 먹은 사람과, 같은 배기량의 휘발유 차량을 타고 칼국수로 점심을 먹은 사람이 배출하는 온실가스 양은 얼마나 차이가 날까? 두 사람에게 35km를 달리게 한 뒤 각자의 온실가스 배출량을 비교해보았다. 그 결과 하이브리드 카를 탄 사람은 차로는 3,465g, 쇠고기 150g으로 11kg 이상의 온실가스를 배출한 반면, 휘발유 차량을 탄 사람은 차로는 4,900g, 칼국수 200g으로는 5kg의 온실가스를 배출했다. 즉 아무리 친환경 자동차를 타고 다녀도 육식을 계속한다면 온실가스를 2배 이상 배출할 수밖에 없다는 것이다. 왜일까? 바로 되새김질하는 반추동물이 방귀를 뀌거나 트림할 때 방출되는 메탄가스 때문이다. 메탄은 일반적으로 이산화탄소보다 지구온난화 영향도가 21배 이상 높은 것으로 알려져 있다. 반감기가 수백 년 이상인 이산화탄소와 달리 대기 중에서 메탄의 반감기는 10년이다. 지구온난화의 급속한 속도를 고려해보자면, 앞으로 메탄은 20년 동안 지구에서 이산화탄소보다 72배나 더 높은 온난화 효과를 발휘할 것이다. 유럽의회에서는 육식에 대한 환경부담금을 세금으로 부과하는 육류세가 통과되었다. 과도한 육류 소비가 환경에 큰 부담을 줄 뿐만 아니라, 공중보건과 세계 식량 안보에도 악영향을 미치고 있기 때문이다.

최근 스톡홀름의 물자원연구소의 발표에 의하면, 2050년에는 인류가 폭발하는 인구 증가와 더불어 심각한 물 부족 문제를 겪게 되기 때문에 생존을 위해 채식 사회가 도래할 수밖에 없다고 한다. 육식에 도대체 얼마나 많은 물이 사용되는 걸까? 소고기 1kg을 생산하는 데는 약 16,000L의 물이 사용되고, 콩 1kg을 생산하는 데는 1,800L가, 쌀 1kg을 생산하는 데는 3,000L, 밀 1kg을 생산하는 데는 1,350L가 사용된다. 소고기 반 근으로 차려진 식사에는 4,464L의 물이 사용되지만, 두부와 현미(통곡류), 두 종류의 야채로 차려진 채식 식단에는 단지 371L의 물이면 충분하다. 이 얼마나 큰 차이인가.

더 놀라운 사실이 있다. 전 세계에 10억 2천만 명의 사람들이 굶주림으로 시달리고 있는 오늘날, 식량 생산량의 50%가 가축에게 제공되고 있다는 것이다. 콩의 경우는 무려 생산량의 74%가 동물 사료로 이용된다. 1인분의 소고기를 생산할 수 있는 땅에 쌀이나 감자를 심으면 22인분의 식량을 생산할 수 있음에도 불구하고 점점 육류 소비를 위해 파괴되는 숲과 농경지가 늘어나고 있다는 것이다. 햄버거 1개를 만들기 위해 약 1.5평의 숲이 파괴되고 있고, 매년 남한만 한 크기의 땅이 사라지고 있는 것이 지금 우리가 살고 있는 지구의 현실이다.

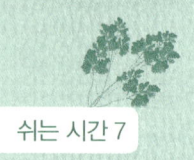

쉬는 시간 7

일주일에 하루 채식, 어떻게 실천하면 좋을까?

우리나라 사람들의 경우, 보통의 식사 때는 고기를 많이 안 먹지만, 직장생활을 하거나 갑작스러운 식사 약속이 생겼을 때는 대부분 메뉴를 육식으로 결정한다. 일주일에 하루를 정해서 채식을 하겠다는 다짐을 실천으로 옮기는 데는 몇 가지 방법이 있다. 지구를 위한 채식 습관을 지키면서 건강을 챙기는 하루를 보내면 마음까지 즐거워질 것이다.

* 점심식사
직장 근처의 한정식 집을 정해서 미리 한 달씩 매식을 신청할 수 있다. 이때 고기와 생선, 계란 대신 나물 반찬과 야채 겉절이 등을 해달라고 이야기한다. 건강을 생각한다면 일주일에 하루만이라도 현미밥을 챙겨가는 방법도 있다. 혼자보다는 뜻을 같이하는 직장 동료 몇 명과 함께해 부탁을 하면 식당 아주머니도 기분 좋게 받아들일 것이다. 한 달에 네 번 중 하루는 채식 도시락을 싸 와서 회사 식당이나 근처 공원에서 소풍 분위기를 즐겨도 좋다. 도시락으로 식사하면서 요리나 반찬을 나누어 먹고, 평소 식습관에 관해 이야기를 나누다 보면 훨씬 정이 들 것이다. 건강한 습관으로 자리 잡아 채식 도시락 문화를 다른 동료들에게 전파해보는 것도 좋겠다.

* **저녁식사**

저녁식사까지 외식을 해야 할 경우라면, 비빔밥이나 순두부 등의 한식 메뉴를 선택하자. 비빔밥에는 계란과 고기를 빼달라고 주문하고, 순두부도 맑은 탕으로 끓여달라고 해서 먹어보자. 근처에 채식 식당이 있다면 다행이지만, 멀리 있다면 일주일에 하루만이라도 저녁식사를 위해 채식 식당 탐방을 해보면 어떨까? 요즘은 스마트폰 앱으로도 채식 식당의 위치를 찾아볼 수 있다. 간단한 검색만으로도 근처에서 채식이 가능한 식당의 메뉴와 맛에 대한 평가를 찾아볼 수 있으니 이용해보자. 더 좋은 습관은 일주일에 하루, 가족들이 모여 함께 채식 요리를 만들어 먹는 시간을 갖는 것이다. 가정에서 함께 식사하는 날로 정해서 꾸준히 실천하고, 식사 후에 함께 근처 공원을 산책하는 것은 어떨까?

* **고기 대신 콩고기나 쌀고기를**

채식을 오래하다 보면 고기가 잘 당기지 않지만, 처음 시작하는 사람들로서는 고기 맛을 포기하는 것이 힘들다. 이럴 경우에는 고기 대용식으로 개발된 콩고기나 쌀고기, 밀 고기 제품을 이용해보자. 치킨도, 어묵도 삼겹살도 햄도, 모두 콩으로 만들어진 제품들이 나와 있다. 인터넷에서 채식 쇼핑몰을 검색하면 다양한 제품들을 접할 수 있다. 단, 이런 음식 맛에 길들여지지 않도록 주의한다. 가능하면 그날만큼은 자연식으로 식사하는 날로 지키는 것이 좋겠다.

세계 최초의
채식 도시를 만든 토비아스

채식 운동을 벌이면서 나는 한국에서의 활동을 다른 나라 활동가들과 공유하고, 소통해야 할 필요를 느꼈다. 국제포럼과 세미나 등을 통해서 몇몇의 외국 활동가들을 알게 되었지만, 정작 나에게 가장 큰 영향을 주었던 폴 매카트니와 소통하고 있지 못하다는 사실은 늘 아쉽기만 했다. 그렇게 아쉬움을 달랠 길 없던 어느 날, 나는 그에게 편지를 보내보기로 결심했다.

영어가 서툰 나는 일단 한글로 편지를 써서 운영위원 중 영어에 능통한 친구에게 번역을 부탁했다. 한국의 참여단체 소식과 학교 급식 파급 효과 등을 정리하고, 프레젠테이션 자료로 만들어진 활동 동영상도 첨부했다. 그러다 내친 김에 한걸음 더 내디뎌보기로 했다. 반기문 유엔사무총장, 라젠드라 파차우리 IPCC 의장에게도 메일을 보낸 것이다. 그리고 나니 하루에도 엄청나게 많은 편지가 이들에게 날아갈 것이라는 생각이 들었다.

역시나 폴 매카트니는커녕, 반기문 사무총장이나 파차우리 의장에게서도 답장을 받지 못했다. 아마도 편지는 그들의 손에 닿지도 못했을 것이다. 예상한 결과였지만 그래도 힘이 빠졌다. 나처럼 힘들게 활동하지 않아도 되는 폴 매카트니의 유명세가 부럽기까지 했다. 그런데 다른 나라에도 나와 똑같이 이런 일로 힘 빠져 하는 친구가 있었다는 사실을 나중에야 알게 되었다. 바로 벨기에 겐트Gent 시에 세계 최초의 채식 도시를 선언한 토비아스Tobias Leenaert였다.

그는 에파Eva라는 이름의 채식 연합 친구들과 함께 시의회에 채식하는 날을 지정해줄 것을 제안했다. 밥과 국, 된장찌개, 김치찌개, 나물을 먹는 한국과 달리 벨기에는 매끼 스테이크와 햄을 먹는 나라다. 이런 음식 문화권에서 일주일에 하루를 스테이크 대신 빵이나 콩고기로 바꾸자는 주장은 받아들여지기 힘들었을 것이다. 국제 포럼에 참석하기 위해 한국을 방문한 토비아스를 나는 이태원의 한 식당에서 만날 수 있었다. 채식을 하는 동지라 그런지 많은 말을 주고받지 않아도 편안하고 친근한 느낌이 들었다. 나는 대뜸 폴 할아버지 흉부터 봤다.

"정말 이해가 안 돼요. 우리가 이렇게 열심히 활동을 하는데, 얼굴은 고사하고 메일 답장조차 받을 수 없다니…… 운동을 더 확산시키기 위해서라도 서로 소통해야 하는 거 아닌가요?"

내 말에 그가 크게 맞장구쳤다. 자기도 처음에는 화가 날 정도로 답장이 없었다는 것이다. 그런데 나중에 알고 보니 영국의 상황이 썩 좋은 편이 아니었고, 때문에 소수의 활동가가 바쁘게 움직이느라 그럴 거라고 했다. 게다가 폴의 유명세를 이용해 어떻게든 친해지려는 무수한 사람들 때문에 담당자가 무척 힘들어한다는 이야기도 전해주었다. 다 알고 있는 이야기지만 그래도 조금 위로가 되는 듯했다. 영국 활동가들의 실상을 상세하게 전해 들으니 오히려 짠한 마음까지 들었다. 토비아스를 통해 연락이 닿아서였는지 모르겠지만, 1년쯤 지난 후에 영국의 '고기없는월요일' 담당자에게서 답장이 날아왔다. 한국에서의 활동에 대해 감사와 응원을 보낸다는 내용이었다. 또한 짧은 시간에 그토록 많은 사람들의 동참을 이끌어낸 소식을 널리 알리고 싶으니 구체적인 참여 인원과 활동 내용에 대해 보고해달라는 부탁도 함께 들어 있었다.

국내에서 이 운동에 참여하는 사람들은 공식적으로 약 30만 명 정도로 집계된다. 이는 자발적으로 참여 의사를 밝힌 단체와 학교 급식, 공공기관의 자료를 참고한 것이다. 그렇기에 실제 참여자는 이보다 훨씬 더 많을 것이다. 개인이나 소수 집단은 여기에 포함되지 않았기 때문이다. 짧은 기간 동안 이렇게 많은 수의 사람들이 동참할 수 있었던 것은 각 지역의 시민단체와 활동가들의 헌신적인 노력 덕분이었다. 토비아스는 벨기에로 돌아가 자신이 시의회에 제안했던 보고서와 활동 자료들을 보내주었다. 그의 보고서는 육류 소비가 환경에 굉장한 부담을 줄 뿐만 아니라, 공중보건과 세계 식량 안보에도 악영향을 미치고 있다는 것을 논리적으로 설명하고 있었다.

유엔식량농업기구FAO의 2009년 보고서에 의하면, 가축 문제는 지구 환경 문제의 주원인이 되고 있다고 한다. 지구 전역에서 나타나고 있는 토지의 황폐화, 지구온난화, 공기 오염, 수자원 부족, 수질 오염, 생물의 다양성 파괴 등이 가축의 문제로 인해 발생하는 것이다. 이 보고서를 작성한 식량기구의 스테인펠트Stainfeld H. 박사는 온실가스의 18%가 가축에게서 나오는데, 모든 교통수단에서 배출되는 온실가스 양이 13.5%인 것에 비하면 그 비중은 굉장히 크다고 보고했다. 애석하게도 수많은 기후변화 정책들이 오로지 이산화탄소 감소에만 초점을 맞추고 있다. 유엔기후변화당사국총회UNFCCC의 테이블에 올려진 메뉴들도 탄소 배출권 거래나 재생에너지 분야에 관련되어 있다. 이러한 현실은 일반인들로 하여금 기후변화 문제가 자기 자신의 삶과는 무관한 정치적인 이슈라고 생각하게 만드는 데 일조한다. 오늘날 지구온난화를 만들어낸 주범은 우리 모두인데 말이다.

기후문제에 관한 불편한 진실을 다큐멘터리영화로 제작했던 앨 고어는 어느 날 세계적인 동물보호단체인 '동물을 인도적으로 사랑하는 사람들PETA'로부터 경고 메시지를 받았다. 육식이 기후변화를 재앙으로 만들 수 있는 가장 위험한 요인임에도 불구하고 그의 영화에서 다루어지지 않았다는 점 때문이었다. 정치인들이 축산업으로 인해 파급되는 심각한 상황들을 애써 눈감으려 하는 이유는 다국적기업의 자본력을 무시할 수 없기 때문이다. 그들은 공장식 축산을 통해 전 세계 먹거리 시장을 장악하고 있다. 뿐만 아니라 이들은 농업과 축산업만이 아니라, 제조업과 금융, 의료, 유통시장까지 점유하고 있다. 세계 시민들이 다국적 기업의 성실한 소비자로서 살아가는 이상, 기후변화 문제는 앞으로도 아수라백작과 같은 양면적인 모습으로 다루어질 것이다. 유엔기후변화당사국총회의 테이블에서는 열심히 탄소 배출 감소를 위한 목표치를 상정하면서, 무역을 하기 위해 만나서는 다국적기업이 생산해낸 소고기를 싼 값에 수입하려 들 것이다. 이로 인해 이미 아마존 열대우림은 70% 이상 훼손되었고, 지구는 점점 더 달궈지고 있다. 결국 2010년 앨 고어는 기후변화를 막기 위한 열두 가지 실천방안을 제안했는데, 이 중에는 '고기없는월요일'을 실천해 축산업이 기후변화에 미치는 영향을 줄여야 한다는 항목이 포함되었다.

2009년 5월, 겐트 시는 매주 목요일을 '채식의 날'로 공식 선언했다. 이 뉴스는 브라질에서 일본으로, BBC와 CNN과 《타임》지 등을 통해 세계인들에게 빠르게 알려졌다. 그런 핫이슈의 주인공을 만나 같이 식사할 수 있다니, 새삼 '고기없는월요일' 운동을 시작하길 정말 잘했다는 생각이 들었다.

겐트 시는 인구 24만 명 정도의 아주 소박한 도시이다. 내가 사는 부평구가 30만 명이 넘는 데 비하면, 겐트 시는 도시라기보다는 중세의 느낌을 간직한 작은 마을 같은 분위기일 것이다. 목요일만 되면 겐트 시 곳곳에서는 '채식의 날'을 알리는 종소리가 울려퍼진다. 가지 모양을 한 보트가 도시를 가로지르는 강 위에 떠 있고, 채식 장터가 열려 사람들을 즐겁게 한다. 겐트 시위원회에서는 시민들과 여행자들을 위해 채식 식당을 자세하게 안내한 지도와 채식 조리법 책자를 배포한다. 이러한 활동으로 지구온난화에 대한 벨기에 국민들의 인지도가 상승되고, 겐트 시 전체의 94%의 학교에서 목요일에 채식 급식을 시행하게 되었다. 2011년 3월에 시행한 '채식의 날' 인지도 조사 결과 시민들의 약 70%가 그 캠페인에 대해 들어봤거나 알고 있으며, 전체 시민의 약 25%인 6만 명이 한 달에 적어도 몇 번 이상씩 '채식의 날'에 참여하고 있는 것으로 집계되었다.

겐트 시의 생태도시선언에 뒤이어, 브라질의 상파울로 시, 독일의 브레멘 시, 미국의 샌프란시스코 시, 로스앤젤레스 시 등에서도 잇달아 기적이 일어났다. 우리나라의 경우에는 현재 70여 개 시민단체와 기업 등이 참여하고 있는 가운데 광주시의 97% 초·중·고등학교에서 주 1회 채식 급식을 시작했고, 전북의 경우에는 43개 학교가 시범운영 중이다. 최근에는 제주, 부산, 함안 등지에서 주 1회 채식 급식 움직임이 일고 있다. 지자체 단위로도 많은 성과가 있었다. 안양, 창원, 오산 시청 등에서는 '채식의 날'을 선포하고 구내식당에서 주 1회 채식을 제공하고 있다.

가끔 힘이 빠지고 지칠 때 나는 인터넷에서 '고기없는월요일'을 검색해본다. 내가 전혀 모르는 사람들이 '고기없는월요일'을 자발적으로 알리고 실천하는 소식들이 수시로 업데이트되어 올라오는 것을 보면 힘이 난다. 조직을 만들지 않은 덕분일지도 모르겠다. 이 운동에 참여하는 사람들은 누구나 운영위원이고 활동가다. 그래서 한국의 '고기없는월요일'의 표어는 바로 이것이다. '일주일에 하루 고기 안 먹으면, 당신도 환경운동가!'

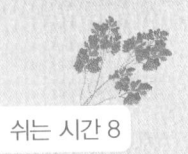

쉬는 시간 8

일주일에 하루, 간단한 채식 레시피

* 연두부 비빔밥

현미밥에 모둠 쌈채소를 가늘게 채 썰고, 나물 두세 가지를 돌려 담는다. 계란 대신 연두부나 구운 두부를 고명처럼 얹어놓으면 모양도 맛도 좋다. 이때 오색을 갖춰 재료를 준비하면 좋다. 각각의 색은 오장의 건강을 돌보기 때문이다. 색깔 별로 야채를 준비한 후 고추장, 참기름이나 들기름, 참깨를 뿌리고, 마지막으로 김을 잘게 부숴 넣으면 영양만점 비빔밥을 먹을 수 있다.

* 채식 샐러드 김밥

김밥에 햄과 계란, 어묵을 빼는 대신 채식 햄, 채식 어묵, 유부나 구운 두부를 넣는다. 두유마요네즈로 양배추, 당근, 감자, 양파, 오이 피클 등을 버무린 후 김밥 재료 위에 깻잎을 한 장 깔고 샐러드를 곁들여 김밥을 돌돌 만다. 모양도 좋고, 맛도 좋아 치즈김밥이나 참치김밥을 좋아하는 어린이들에게 인기가 좋다.

* 통밀 빵 샌드위치

통밀 빵, 두유마요네즈, 소금, 레몬즙, 야채(양배추, 오이, 토마토, 양파, 당근), 채식 햄을 준비해 샌드위치를 만든다. 두유마요네즈는 두유와 식물성 오일(올리브유, 포도씨유, 현미유 등)을 조금씩 섞어가며 믹서를 돌려 만든다. 이때 한 번에 양을 많이 넣으면 유화가 되지 않아 실패하기 쉽다. 캐슈너트나 호두, 잣 등의 견과류를 넣으면 영양도 맛도 풍성해진다. 소금과 레몬즙, 식초를 넣어 간을 맞춘다.

* 채식 스파게티

매운 고추와 마늘을 올리브유에 먼저 넣어 볶는다. 고소한 향이 배어 나오면 토마토와 양파를 작게 등분해 넣고 은근한 불로 졸인다. 이때 바질가루, 월계수 잎, 오레가노, 통후추를 넣어 향을 낸다. 토마토가 뭉개지고 수분이 나와 퍼지면 소금 간을 하고 조금 더 졸인다. 면을 삶은 후 올리브오일에 살짝 볶아 접시에 담은 후 소스를 얹는다. 취향에 따라 소스에 양송이, 브로콜리, 견과류, 블랙올리브 등을 넣으면 좋다. 파슬리가루가 있으면 뿌리고, 없다면 집에 있는 깻잎을 송송 썰어 얹어도 맛이 좋다.

* 구기자수프

구기자와 귤껍질을 가루로 만든 것을 물에 잘 풀어 약한 불로 수프를 끓인다. 찬밥이 있으면 함께 넣어도 좋다. 토마토, 양파, 감자, 호박, 브로콜리 등의 야채를 잘게 다져 넣으면 야채수프가 된다. 캐슈너트나 잣, 해바라기 씨, 호박씨 등의 견과류를 넣어도 좋다. 몸이 냉한 사람이라면 생강가루와 계피가루를 넣는다. 구기자는 자양강장 작용이 뛰어나고, 혈액순환과 혈당조절을 돕는 보양식이다. 귤껍질은 소화를 돕고 막힌 기운을 소통시키면서 신경안정에도 도움을 준다.

세계환경회의의
'채식의 날'

'고기없는월요일' 운동을 시작하고부터 내 핸드폰은 3배 이상 바빠졌다. 마치 새로운 세상을 살고 있는 듯한 기분이 들 정도였다. 그중에서 시청과 같은 공공기관과 연결된 전화는 아무리 바빠도 받아야 했다. 전화 한 통으로 중요한 기회를 만들어낼 수도 있기 때문이다.

삼복더위가 기승을 부리던 7월 말쯤, 인천녹색연합 사무처장으로부터 전화가 왔다. 인천에서 지방자치단체국제환경협의체[ICLEI] 회의를 개최하게 되었는데 시청 담당자를 만나러 같이 가보자는 것이었다. 이클레이 세계환경회의는 지자체 단위의 조직으로 전 세계 1천여 개의 지방정부가 가입돼 있다. 매년 다른 도시에서 회의가 개최되는데 올해에는 인천이 개최도시로 선정되었던 것이다. 운동을 추진하는 입장에서는 이런 제안을 받으면 한 가지 생각밖에 안 든다.

'이 세계환경회의에서 '고기없는월요일'을 제안해보면 어떨까?'

나는 사심을 가득 안고 시청 담당자를 만나러 갔다. 평소보다 좀 더 근사해 보일까 싶은 마음에 노란색 모시로 만든 개량한복 차림에 정갈하게 머리까지 묶고서 말이다. 처음부터 '채식의 날' 이야기를 꺼내면 거부당할 가능성이 높으니 살짝 우회해, 한국의 생태적인 전통 밥상을 세계인들에게 선보이자고 제안할 참이었다. 미팅 장소는 시끌벅적한 환경정책과 사무실 안이었다. 영어가 유창한 프리랜서 코디네이터들이 외국에서 들어온 뉴스들을 브리핑하고, 담당자들이 자리를 들썩이며 동분서주한 모습이었다. 여기서 이번 회의에 초대할 귀빈들과 부대행사 등에 대해 논의할 예정이라고 했다. 한복 차림으로 등장한 나는 마치 전통문화 지킴이인 양 말을 꺼냈다.

"가장 한국적인 것이 가장 세계적이란 말이 있습니다. 인천을 찾아오는 세계인들에게 잊을 수 없는 추억을 한 가지 선물하면 어떨까요? 요즘 기후변화 해결책으로 지역 먹거리 운동을 전개해나가는 것이 세계적인 추세입니다. 특히 지자체 단위 조직에서 실천할 만한 대안운동이죠. 개성 없는 환경회의에서 아름다운 한국의 전통 밥상이라는 친환경 식단을 통해 세계인들을 감동시키는 겁니다."

일단 관심을 전통 식단 쪽으로 이끈 후 나는 본론으로 들어갔다.

"요즘 다른 나라에서는 기후변화 해결책으로 일주일에 하루 채식을 하는 운동이 전개되고 있습니다. 지자체로는 벨기에의 겐트 시가 세계 최초로 채식 도시 선언을 하면서 생태도시로 거듭났지요. 그 밖에도 독일의 브레멘 시, 브라질의 상파울로 시 등이 이 운동을 통해 생태도시선언을 했습니다. 그래서 제안하건대 이번 회의 기간 동안 '채식의 날'을 진행해보면 어떨까요? 제가 이 운동을 한국에서 이끌고 있습니다. 관련된 자료와 필요한 네트워킹은 제가 책임지겠습니다. 이번 회의의 주제를 시민들의 자발적 참여를 통한 생태도시 건설로 기획해보는 것도 좋은 시도일 것 같습니다. 환경운동을 환경운동가나 관계자 들만 한다는 편견을 바꿔보는 거예요."

조용히 이야기를 듣고 있던 한 코디네이터가 얼굴 표정이 밝아지면서 내 말을 받았다.

"독일의 브레멘 시도 이클레이에 가입되어 있어서 저도 그 이야기를 들었어요. 좋은 생각이에요. 독일 본부 측에 제안해볼게요. 사실 저도 얼마 전부터 고기를 끊고 생선 정도만 먹고 있는데요. 이번 회의를 계기로 채식에 대해 좀 더 많은 걸 배웠으면 좋겠네요."

손바닥도 마주쳐야 소리가 나는 법. 나는 갑자기 기세등등해졌다.

"폴 매카트니를 초대해서 공연을 부탁해보면 어떨까요? 예산 지원만 된다면, 멋진 이벤트가 되지 않겠어요? '채식의 날' 디너 공연과 만찬으로 기획해보자고요. 제가 섭외를 해볼게요."

갑자기 폴 매카트니를 부르자는 말에 눈이 휘둥그레진 담당자들과 젊은 코디네이터들의 반응이 엇갈렸다.

"와, 멋있겠어요. 대표님, 그게 가능하기만 하다면 꼭 그렇게 하면 좋겠어요."

코디네이터들이 내 손바닥을 자꾸 마주쳐주었다. 나는 뒷일은 어찌될지 모르면서 앞으로 나아가기 바빴다. 담당 공무원들은 난감한 표정이었다.

"저희가 예산이 넉넉지가 않은데요. 독일 본부 측에도 의견을 물어야 하고, 절차가 좀 복잡합니다."

그런다고 물러설 내가 아니었다.

"환경회의가 늘 빤한 기획과 프로그램으로 일관되기 때문에 회의에 자주 참석하는 사람들은 지루해합니다. 환경회의도 문화행사처럼 즐겁고 신선할 수 있다면 이클레이 역사에도 길이 남을 거예요. 우선 송도컨벤시아 측과 미팅을 잡아주세요. 주방장을 만나 설득해볼게요. 하나씩 풀어나가다 보면 답이 나오겠죠."

코디네이터들의 든든한 지원을 받으며 일이 진행되기 시작했다. 그들은 독일 본에 있는 이클레이 사무국에 나의 제안을 전달하고 설득해주었다. 사흘 동안 진행되는 이클레이 세계환경회의 기간 중 하루를 '채식의 날'로 지정해달라는 요청이었다. 본부 측에서는 좋은 기획이라며 기대가 된다는 답변이 날아왔다. 나는 이미 큰소리쳐놓은 폴 매카트니 섭외를 위해 바빠졌다. 일단 영국 '고기없는월요일' 담당자에게 연락을 취해놓고, 국제변호사를 통해서도 참석 여부를 알아봐달라고 했다. 애가 탄다는 말은 이럴 때 하는 말이었다. 그가 나타나서 〈예스터데이〉나 〈렛잇비〉를 부르며 '고기없는월요일' 이야기를 만찬 강연으로 해준다면 얼마나 좋을까? 머릿속에서는 세계 순회공연을 하고도 남을 분량의 시나리오가 쉼 없이 돌아갔다. 하지만 결국 그는 올 수 없었다. 일 년치 스케줄이 미리 잡혀 있는 유명인인 데다 너무 촉박한 일정으로 일을 진행한 탓이다. 하늘이 무너지는 것 같았다. 어떻게 얻은 기회인데……

"선생님, '채식의 날'이 이미 독일 본부 측에서 통과되었기 때문에 괜찮습니다. 송도컨벤시아 측과 만나서 다음 일을 추진해나가세요. 디너 공연과 강연자는 저희가 섭외해볼게요."

힘을 실어주는 코디네이터들 덕분에 용기를 내어 송도컨벤시아 측부터 만나보기로 했다. 실무자들 입장에서는 일거리가 많아지고 누가 와서 간섭하는 걸 좋아할 리 없다. 나는 그들의 마음을 열게 하고 협조를 구할 수 있는 방법이 무엇일까 고민하다가 채식에 대한 새로운 조리법을 알려주기로 했다.

"요즘 사람들이 웰빙 식단에 관심이 많아요. 이곳은 국제적인 행사를 자주 치르는 곳이니 세계적인 트렌드에 맞는 식단에 대한 연구가 필요하지 않을까요? 국내 최고 채식 요리사들의 레시피를 알려드릴게요. 콩고기나 밀고기를 통해 웰빙 식단으로 조리하는 방법을 익혀두시면 나중에 도움이 많이 되실 거예요."

아마도 인연이 있었나보다. 담당 주방장의 마음 문이 활짝 열렸다. 그는 시간을 내어 컨벤시아 주방 팀을 이끌고 서울의 큰 채식식당을 방문해 그쪽 주방장과 미팅을 했다. 나는 그동안 '채식의 날'에 회의 참석자들에게 선보일 점심, 저녁 식단을 구성했다. 음양오행을 통해 오장에 이로운 오색, 오미를 고려하고 생태영양학을 결합시켜 식단을 구성했다. 조리법과 구체적인 레시피는 수차례에 걸쳐 주방장과 상의해서 다듬었다.

환경회의가 일주일 앞으로 다가왔을 때였다. 시청 담당자가 급하게 나를 찾았다.

"'채식의 날' 만찬 강연자 섭외가 어렵네요. 대표님이 영어로 강연을 좀 해보실래요? 이 일을 처음 제안한 분이니 강연하셔도 좋겠습니다. 대신 잘하셔야 해요. 귀빈들이 모두 참석합니다."

영어 강연이라…… 한 번도 해보지 않았지만, 막상 닥치니 못할 것도 없겠다 싶었다. 스스로의 맹랑함에 얼씨구나 좋다 하는 생각마저 들었다. 시간이 얼마 남지 않은 탓에 또 밤을 새야 했다. 강연 시간 10분. 우선 한글로 원고를 작성해 영문으로 번역을 했다. 코디네이터로 일했던 안영일 씨가 프레젠테이션 자료를 '프레지' 프로그램을 사용해 만들어주었다. 번역된 원고를 미국으로 보내 표현상 문제가 없는지 검토를 부탁하고, 내 손에 다시 도착했을 때는 회의를 이틀 앞두고 있었다. 암기하기에는 너무나 긴 분량…… 그래도 해내야 한다는 생각뿐이었다.

드디어 '채식의 날'이 왔다. 새벽같이 일어나 회의장에 '고기없는월요일' 리플릿을 깔아놓았다. 가슴이 벅찼다. 지자체 단위의 환경 담당자들에게 이렇게 직접적으로 알릴 수 있는 기회란 흔치 않을 것이기 때문이다. 부대행사로 진행된 국제환경기술전에서는 '고기없는월요일' 부스를 동시에 진행했다. 이날 진행을 위해 여러 사람들이 자원봉사를 해주었다. 한약국 문은 사흘 내내 굳게 닫혀 있었지만 내 마음은 하늘을 붕붕 날아다니는 것 같았다. 회의장에 설치된 배너에는 'Meat Free Lunch'와 'Meat Free Dinner'라고 표시되어 있었다. 주방장은 모든 요리와 간식 등을 완전채식 식단(우유나 계란도 들어가지 않은 식단)으로 만들어서 제공해주었다.

보통 환경회의의 점심식사로는 샌드위치가 제공되는데, 우리는 다양한 채식 요리를 선보이기 용이하도록 도시락을 선택했다. 우유와 계란이 들어가지 않은 잡곡 빵과 과일 야채샐러드, 두부와 버섯 구이가 담백하게 조미되었다. 커피브레이크 시간에 제공되는 간식도 일반 비스킷 대신 사찰 요리에 자주 등장하는 연근 칩을 직접 주방에서 만들어 제공했다. 반응이 무척 좋았다.

드디어 저녁 만찬 시간이 되자 가슴이 콩닥콩닥 뛰었다. 다양한 국적을 가진 수백 명의 참석자들이 바라보는 가운데 나는 무대에 올라 나의 대학 시절 이야기부터 꺼냈다. 정치적으로 혼란스러운 시기에 대학생이 된 나는 돌을 던지는 친구들과 교내에 진입한 공권력의 횡포를 바라보며 비폭력운동을 해야겠다고 생각했다. 그리하여 대안을 찾기 위해 여러 과정을 모색하다가 채식을 하게 되었는데, 놀랍게도 오늘날 우리가 안고 있는 여러 문제들을 채식으로 해결할 수 있음을 깨달았다. 나는 참석자들에게 오늘날 개인의 삶의 질을 떨어뜨리고 건강을 악화시키는 심각한 기후변화의 재앙이 바로 육식 문화에서 비롯된다고 강조했다. 그러면서 채식 식단은 누구나 쉽게 실천할 수 있으면서도 건강하고 평화로운 삶의 질을 회복시켜주며, 이를 한국의 전통 밥상으로 구현해 여러분들께 선보이겠노라며 그날의 식단을 소개했다. 음양의 태극체와 오행五行과 오장五臟을 형상화한 프레젠테이션 자료가 강연을 더욱 돋보이게 했다.

강연이 끝나자마자 이클레이의 대표자인 데이비드 캐드먼David Cadman 씨가 내게 달려왔다. 그는 채식인으로서 수많은 환경회의를 다녀봤지만 오늘처럼 감동적이고 행복했던 적은 처음이라며 진심으로 감사하다고 말했다. 가슴이 뭉클해졌다. 곧이어 국민들의 행복 지수가 세계 1위라는 부탄의 노동부장관 도르지 왕디Dorji Wangdi도 오늘의 강연이 아주 감명 깊었다면서 채식을 시작해보고 싶다며 내 손을 잡았다. 그날의 모든 일정이 끝나고 이클레이의 사무총장 콘라트 오토 치머만Konrad Otto-Zimmermann이 다가왔다. 아주 멋진 강연이었고 오늘의 기획이 인상적이었다며 그동안 수고 많았다는 말과 함께 부드러운 미소를 보내주었다. 7월 말부터 시작되어 10월 초까지 진행된 이클레이 프로젝트는 이렇게 막을 내렸다. 그날의 행사는 이클레이 홈페이지를 통해 전 세계에 알려졌고, 국내에서는 아리랑TV를 통해 생중계되었다. 기린한약국의 소박한 한약사가 그렇게 큰 무대에서 세계인들과 소통할 수 있었다니, 지금 생각해봐도 너무 멋진 행운이었다. 강연의 마지막은 이렇게 장식했다.

"여러분은 오늘 저녁, 맛난 한 끼의 식사를 통해 자연과 교감하고 우주에너지와 연결되는 통로로 들어가게 됩니다. 우리는 이 연결 속에서 가장 비폭력적이고 가장 생태적인 방식으로 지구를 돕게 됩니다. 오늘 하루 당신이 선택한 채식 식단을 통해 뜨거워지던 지구는 잠시 멈춰서 있을 수 있습니다. 자, 여러분, 이 행복하고 달콤한 마술을 매일 매일 당신의 식탁 위에서 실현하고 싶지 않으십니까? 이것은 단지 보여주기 위한 것이 아닙니다. 이것은 우리가 건강한 지구와 지구 시민을 위해 기후변화 해결을 위한 최상의 대안으로 제시하는 상징입니다. 사랑과 평화가 넘치는 생태적인 만찬을 지금부터 만나보십시오."

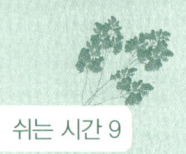

쉬는 시간 9

세계환경회의의 '채식의 날' 디너 식단

전 세계에서 참가한 수백 명의 환경전문가와 공무원 들을 감동시킨 채식 만찬의 메뉴들은 한방음양오행과 사기오미오색론을 결합시키고 생태영양학적으로 다듬어진 식단으로 구성되었다. 사흘 동안의 회의 기간 중 가장 중요하고 격식 있는 자리였으므로, 애피타이저와 준비식, 메인 요리, 디저트로 구성된 정식 코스 요리로 진행했다. 조리는 송도컨벤시아의 한광호 주방장께서 수고해주셨다.

* **애피타이저**
검정콩으로 만든 연두부, 버섯과 허브샐러드, 오색야채구절말이(Steamed black bean curd, Herb salad and assorted vegetable turnip roll)
한국이 원산지인 식물성 단백질의 보고인 검정콩을 직접 갈아 만든 연두부를 작고 동그랗게 만들고 어린잎채소와 새싹채소를 이용한 담백한 허브샐러드를 준비했다. 그리고 한국 궁중 요리 메뉴를 응용한 오색야채구절말이를 곁들였는데, 오색야채를 무쌈으로 돌돌 말아내었다. 오색을 통해 영양과 식감을 풍부하게 하고, 시각적으로도 식욕을 북돋울 수 있도록 했다.

* 준비식

단호박죽(Sweet pumpkin porridge with rice dumpling)

예로부터 우리 조상들은 먼 곳에서 온 손님을 환영한다는 뜻에서 죽 요리를 대접했다. 이날 환경회의에 참석한 전 세계 환경전문가들의 에너지를 잘 소통시켜 지구의 미래를 지켜나가자는 의미에서 한방의 토 기운을 가득 담은 노란색(오행상 중앙에 위치)의 단호박죽을 선보였다. 노란색 단호박은 우리 몸의 소화 작용을 돕고, 천연의 단맛은 위장 점막을 부드럽게 감싸준다. 딱딱한 회의에 지친 참가자들이 메인 요리를 맛있게 식사할 수 있도록 준비했다.

* 메인 요리

1. 현미오곡영양밥(Unpolished rice 5 grain risotto)

한국 전통 식단의 자랑이자 생태적인 음식을 상징하는 완전식품 Total Food인 현미와 통곡류에 견과류를 더해 인심 좋은 한국인의 밥상을 재현했다. 서양에서는 브라운라이스로 알려진 현미는 모든 건강 식단의 기초이다. 여기에 곁들여 오장에 이로운 다섯 가지 곡식으로 영양을 더했다.

2. 콩불고기와 구운 야채와 나물(Grilled vegetable and bean Bulgogi, Namul)

고기를 안 먹고 어떻게 충분한 단백질을 보충할 수 있을까라고 의문을 갖고 있는 분들을 위해 콩으로 만든 불고기를 메인 요리로 선택했다. 외국인들이 한국의 불고기와 갈비를 가장 좋아하기 때문이기도 했다. 환경 부담을 가중시키는 육식을 하지 않고도 맛있는 불고기 요리를 즐길 수 있다는 것을 보여주고 싶었다. 콩은 단백질과 미량 영양소를 풍부하게 함유하고 있어 고기 대용식으로 충분한 영양을 공급할 수 있다. 또한 대부분의 채소는 고기와 우유보다 칼로리당 단백질과 칼슘을 더 많이 가지고 있고 항산화, 항암, 항노화, 항균 작용을 하는 피토케미컬을 충분히 함유하고 있다. 이러한 의미에서 참송이와 가지를 구워 외국인들의 식감을 부드럽게 배려했다. 또한 전통 식단에서 빠질 수 없는 도라지나물, 취나물 등을 넣고 잡채를 곁들여서 오색찬란하고 화려한 메인 요리를 구성했다.

3. 치자다시마무말이김치와 보쌈김치(Rolled turnip with sea tangle Kimchi, cabbage roll Kimchi)

한국 하면 떠오르는 대표적인 음식, 김치를 빼놓을 수는 없는 일이다. 이날은 특별히 임금님의 수라상에 올랐던 보쌈김치와 한국의 특산물인 치자로 물들인 다시마무말이김치를 준비했다. 보쌈김치는 회의의 품격에 맞도록 격식을 갖춘다는 의미에서 준비했고, 치자다시마무말이김치는 매운 음식을 먹기 어려워하는 손님들을 위해서 새콤하게 준비했다. 물론 젓갈을 넣지 않고 소금으로 간을 해 담근 채식 김치였다.

* 디저트

1. 제철과일, 건과와 견과류(Soft persimmons with Seasonal fresh fruits and semi-dried fruits with honey syrup)

식사를 마친 내빈들의 입과 눈을 즐겁게 하기 위해 전통적인 방식으로 만든 후식을 준비했다. 한국의 가을철 대표 과일인 시원한 배와 홍시, 그리고 꿀 대신 조청을 넣어 조린 호두강정, 곶감에 호두와 잣을 박아넣어 만든 달콤한 디저트는 사람들의 마음을 사로잡았다.

2. 유자차(Yuza Tea)

마지막으로 이날의 만찬을 새콤달콤한 유자차로 마무리했다. 레몬보다 3배가량 비타민C가 많은 유자는 면역력을 키워주고, 소화를 돕는 전통차이다. 과일 후식과 어우러져 더욱 달콤한 기분을 주도록 했다.

유엔기후변화회의와
칸쿤의 샐러드

'고기없는월요일' 운동을 시작했던 2010년 한 해는 내게 평생 잊을 수 없는 추억을 많이 선사해준 여행과도 같은 시간이었다. 평범한 일상 속에서는 결코 경험하지 못할 이벤트들의 연속이었으니 말이다.

한 해 전 코펜하겐에서 열렸던 유엔기후변화회의에서 시작된 '고기없는월요일' 캠페인이 한국 내에서 활발하게 확산되고 있을 무렵, 이클레이 세계환경회의에서 '채식의 날'을 진행하면서 자신감이 붙은 나는 유엔기후변화협약당사국총회 UNFCCC COP16에 참석해 다른 나라 친구들과 만나 소통해보고 싶다는 생각이 들었다. 매년 11월 말에 열리는 이 회의에는 정부협상단과 공식적으로 등록된 국제기구, 비영리단체 등이 참가한다. 참가를 원하는 기관이나 단체는 미리 접수를 통해 회의장에 들어갈 수 있는 자격을 발급받게 되는데, 한 단체당 여덟 명 이상은 참석할 수 없다. 비정부기구나 비영리단체의 경우에는 공식 회의에 옵서버 자격으로 참석하게 된다. 2주간 진행되는 본 회의는 정부 담당자들끼리 진행하는 회의도 있고, 옵서버가 참가하는 열린 회의도 있다. 옵서버 자격을 가진 사람들은 부스에서 단체의 활동을 홍보하거나 사이드이벤트를 개최해 세미나를 열 수 있다. 단, 미리 수개월 전에 유엔사무국 측에 제안서와 상세한 내용을 제출해 공식 승인을 얻어야만 가능하다.

우리는 '고기없는월요일' 운동을 소개하는 부스와 채식 식단에 대한 세미나를 주제로 한 제안서와 상세한 내용을 유엔사무국 측에 제출했다. 공식적인 행사 외에 나는 한 가지 더 재미있는 계획을 가지고 있었다. 사실은 이것 때문에 유엔회의에 참석해야겠다는 생각을 하게 되었는지도 모른다. 바로 NGO 네트워킹 파티였다. 말하자면 전 세계의 비영리단체나 비정부기구로 활동하는 사람들끼리 만나서 즐겁게 노는 시간을 한번 가져보고 싶었던 것이다. 2주간의 딱딱한 회의 기간 중에서 채식을 무료로 제공하는 저녁 티타임을 가져보려는 것이었다. 그리고 그 자리에서 각 나라별로 춤이든 노래든 즐겁게 소통할 수 있는 것들로 흥겨운 파티를 꿈꿨다. 장소는 멕시코의 칸쿤. 눈이 시리도록 파란 바닷가 모래사장이 아름다운 관광도시였다. 미리 특정 장소를 섭외해둔 것은 아니었지만, 내 마음은 벌써부터 파란 해변을 맴돌았다.

유엔사무국에서는 우리가 제출한 두 가지 사안에 대해 부스 진행만 승인을 주었다. 나는 남은 여력을 즐거운 파티에 쏟아부을 참이었다. 회의를 한 달 앞두었을 즈음, 참석하는 단체들의 명단이 공개되었다. 전 세계 정부 협상단과 1,297개 비영리단체NGOs, 83개 정부간국제기구^{IGOs}가 참석하는 엄청난 규모의 행사였다. 나는 한약국 문을 닫는 것도 모자라 자비를 들여 비행기 티켓 비용과 호텔 숙박비, 그리고 여행 경비를 충당해야 했다. 후원을 받지 않는 조직인지라 어쩔 수 없었다. 우리가 진행하고자 하는 파티의 성격과 일정을 미리 정해 한 달 전부터 8천여 개의 단체에 참석 여부를 알려달라는 메시지도 함께 담은 메일을 보내기 시작했다. 지금 생각해보면 참 꿈도 야무진 짓을 했구나 싶다. 아무것도 모르는 채 그냥 하고 싶다는 열망 하나로 밀어부쳤으니 말이다.

칸쿤에 도착해보니 한국에서 예상했던 것과는 달리 상황이 매우 좋지 않았다. 지난해 코펜하겐회의 때 시민단체와 농민, 자원봉사 조직이 결합된 대규모 시위 인파로 인해 유엔사무국이 홍역을 치른 일이 있었다. 그 탓에 올해에는 본 회의장과 부스 진행을 하는 곳을 자동차로 40여 분 정도 거리를 달려야 할 만큼 떨어뜨려놓았다. 게다가 NGO 활동가들이 묵는 호텔들은 거기서부터 다시 40여 분을 버스로 이동해야 하는 곳에 있었다. 칸쿤 시내 곳곳에는 완전무장을 한 군인들이 경비를 서며 신분증 검사를 철저히 했다. 대규모 테러를 방지하기 위한 조치라고 했지만, 삼엄한 분위기에 첫날부터 참가자들은 경직된 모습이었다. 본 회의가 열리는 문팰리스$^{Moon\ Palace}$는 화려한 궁전처럼 아름답고 시설이 좋은 곳이었지만, 우리가 주로 머무르며 활동하는 칸쿤메세$^{Cancun\ Messe}$는 조립식 건물로 지은 부스 행사장이었다. 삭막하기가 이를 데 없었다. 입구에서는 검문검색을 하고, 안으로 들어오면 썰렁한 조립식 건물 안에 칸막이를 해놓은 수백 개의 부스들 중 하나가 2주 동안 내가 지내야 할 곳이라니……
한숨이 나왔다. NGO 네트워킹 파티에 대한 부푼 꿈이 조금씩 사그라지기 시작했다. 2주 동안 버티는 일만으로도 쉽지 않겠다는 생각이 들었다.

  NGO 전용 호텔의 저녁 분위기는 제법 괜찮았다. 아침 10시부터 저녁 7시까지 공식 행사를 진행하는데, 그 이후에는 부대행사에 각자 편하게 참석해도 되기 때문에 호텔에 들어와 쉬는 사람들이 많았다. 호텔 로비는 각 나라말이 뒤섞인 시장 한복판 같았다. 다양한 인종과 국적이 한데 어우러져 식사를 하고, 얼굴이 마주치면 가벼운 눈인사를 했다. 호텔은 매 끼니마다 뷔페식으로 잘 차려진 만찬을 제공해주었고, 첫 주에는 가끔씩 멕시코 전통 음악을 연주하는 사람들이 등장해 멋진 공연도 보여주었다. 환경회의에 참석하는 사람들 가운데는 채식인들이 많기 때문인지 그들을 배려한 메뉴들이 제법 많았다. 풍성한 열대과일과 각종 샐러드용 야채들, 그리고 직접 소스를 만들게 제공된 다양한 오일들(올리브오일에 고추, 마늘, 로즈메리 등의 허브와 향신료를 넣은)과 견과류, 파스타와 감자 요리, 구운 파인애플, 구운 바나나 등등…… 아무리 먹어도 누구 하나 눈치를 주지 않는 인심 좋은 식당이었다. 게다가 멕시코인들은 순박한 시골 아저씨 아줌마처럼 친절했다. 호텔마다 전용 해변을 끼고 있어서, 식사를 마치고 5분만 걸어 나오면 푸른 바닷가를 거닐 수 있었다. 해변에 설치된 카페테리아에서는 감자튀김과 생맥주 같은 가벼운 알코올음료를 무료로 제공했다. 매일 고된 일과가 반복되는 바람에 저녁을 먹자마자 바로 곯아떨어져버리는 날들이 많았지만, 바람 부는 여름 해변의 저녁은 말할 수 없이 아름다웠다.

아침이 되면 어김없이 이름표를 목에 걸고, 정장을 한 참가자들이 칸쿤메세로 출발하는 버스 앞에 대기하고 있다. 마치 만원버스를 탄 직장인들처럼 경직된 표정들로 버스에 올라타고 하루를 시작한다. 운이 좋아 옆 좌석에 친절한 친구가 앉으면 40여 분을 달리는 시간 동안 비교적 편안한 기분을 즐길 수도 있지만, 얼굴 한번 쳐다보지 않는 퉁명스러운 사람이 탈 경우에는 냄새나 불편한 자리 때문에 여간 고역이 아닐 수 없다. 그리고 가능하면 버스 시간에 늦지 않도록 일찌감치 일어나 호텔에서 제공해주는 무료 아침식사를 챙겨먹는 것이 제일 중요하다. 만약 늦게 기상해 식사 시간을 놓치면 칸쿤메세에서 맛없고 비싸기만 한 음식을 사 먹어야 하기 때문이다.

2주 동안 내가 매일 먹은 요리는 과일과 야채를 듬뿍 담은 접시 위에 올리브오일과 소금, 레몬즙을 직접 뿌려서 먹는 샐러드였다. 거기에 바게트를 뜯어 먹으며 과일주스나 커피, 때로는 홍차를 곁들이는 것이 아침식사다. 저녁에는 감자튀김이나 구운 과일류, 파스타 정도가 추가된다. 사람들은 외로울 때 먹었던 음식을 평생 기억한다. 군대 시절 화장실에서 몰래 먹었던 초코파이, 여행 중에 혼자 끓여 먹었던 라면의 맛을 기회가 생길 때마다 이야기하는 것을 보면 확실히 그런 듯하다. 나도 2주간 먹었던 샐러드 맛을 평생 잊지 못할 것이다. 하루의 즐거움이자 크나큰 위로였으니 말이다.

'고기없는월요일' 부스의 표어는 '온실가스 방출을 줄이려면 콩에게도 기회를 주세요(Eat less Emissions, Give peas a chance)'였다. 이 표어는 반전곡으로 잘 알려진 존 레넌^{John Lennon}의 노래 〈Give Peace a Chance〉에서 힌트를 얻었다. 외국인들의 감성을 자극해 쉽고 친근하게 우리의 메시지를 전달하기 위한 선택이었다. 또한 알파벳 M을 이용해 Meat(고기)=Methane(메탄)을 그림과 함께 배너로 제작하여 부스에 설치했다. 부스 전체를 대표하는 슬로건으로는 '식단을 바꾸면 온난화를 해결할 수 있어요(Change Your Diet, Change The Climate)'를 내걸고 접시 위에 지구를 얹어놓고 포크와 나이프로 식사하는 그림을 곁들였다. 또한 축산업이 기후변화에 미치는 영향이 51% 이상이라는 2009년 월드워치연구소의 충격적인 보고 내용의 배너도 게시했다. 부스에 방문하는 사람들을 위해서는 대학생들이 직접 손으로 페인팅한 면 가방과, 생태미술을 공부하는 분들이 손으로 정성스레 만든 펜던트를 준비했다. 은행 열매에 무당벌레 무늬의 색을 칠하고 'Meat Free Monday' 글자를 새긴 작고 앙증맞은 이 선물은 부스에 긴 줄을 서서 기다릴 만큼 세계인들로부터 사랑을 받았다. 지금도 지구의 다양한 지역에 사는 그들이 옷이나 가방에 알록달록한 무당벌레를 앉혀 다닐 것을 생각하니 기분이 마냥 좋다. 도움을 준 모든 분들께 진심으로 감사드린다.

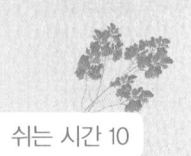

쉬는 시간 10

칸쿤에서 만난 다양한 오일드레싱과 간단한 샐러드소스

* 생각보다 쉽고 간단하게 소스 만드는 법

우선 올리브오일을 준비하자. 올리브오일도 정제된 제품은 향이 거의 느껴지지 않는다. 압착 추출한 버진 제품을 구입하는 게 좋다. 올리브오일에 마늘, 생강, 양파 등의 향신료를 넣어도 좋고, 박하, 민들레, 귤껍질, 구기자 등의 약초를 넣어도 좋다. 알코올에 술을 담그는 원리처럼 오일도 유용 성분을 추출하는 데 용매로 사용되기 때문에 약초 오일드레싱을 만들 수 있다. 칸쿤에서는 로즈메리, 바질, 생강, 마늘 등이 각각 들어 있는 오일 병들이 샐러드 재료 옆에 진열되어 있었다. 원하는 야채와 과일을 접시에 담고, 좋아하는 오일을 재료 위에 뿌린 후 등분한 통 레몬을 즉석에서 손으로 뿌려 먹으면 신선한 샐러드가 완성된다. 간을 따로 하지 않아도 야채와 과일 자체에 들어 있는 염분 때문에 충분히 맛이 좋다. 견과류도 넣으면 좋다. 바게트나 통밀 빵, 차 한 잔을 곁들인다.

칸쿤에서 만난 사람들

칸쿤 회의에 참석하면서 나는 몇 가지 계획을 가지고 있었다. 첫 번째는 부스 진행을 통해 기후변화와 먹거리의 연관성을 알리고, 리플릿과 자료들을 통해 채식에 관한 정보를 전달하는 일. 두 번째는 '고기없는월요일' 운동에 대해 지속적인 관심과 지지를 해줄 수 있는 영향력 있는 인사들을 인터뷰하고, 우리의 존재를 알리는 것이었다. 이외 가장 기대를 했던 것은 전 세계로부터 모인 NGO 관계자들과의 소통을 시도하는 파티를 여는 것이었다. 딱딱하고 논리적인 회의 속에서 소박하고 즐겁게 고기 없는Meat Free 소통 모임Networking Party을 시도해보고 싶었다.

 회의가 진행되는 2주 동안, 부스 행사장인 칸쿤메세에 설치된 각 단체의 부스 관계자들끼리는 서로 통성명을 하지 않아도 낯이 익을 정도로 친숙해져서, 오가는 길에 눈인사 정도를 주고받을 수 있게 되었다. 이 중에는 우리 부스의 콘셉트와 유사한 곳들도 더러 있어서 서로의 자료를 주고받으며 반가운 동지애를 확인하기도 했다. 국제휴메인소사이어티Humain Society International의 참가자들도 그중 하나다. 이곳은 우리나라에서 광우병 사태가 터졌을 때, 다리를 절룩거리는 병든 다우너 소 동영상을 한 방송국을 통해 제공했던 곳으로 유명하다. 이들의 부스에서는 공장식 축산의 문제점을 지적하고 식단을 바꿔야 한다는 메시지들을 담은 전단지를 배포하고 있었다. 우리 부스에서 진행하고 있는 일주일에 하루 채식 식단과 내용이 많이 유사했다.

나는 먼저 달려가 인사를 건넸다. 그곳에는 듬직한 두 청년이 앉아 있었다. 한 명은 워싱턴의 본부에서 나온 제프Geoffrey Evans였고, 또 한 명은 브라질에서 온 길Guilherme Carvalho이었다. 이야기를 나눠보니 둘 다 완전채식을 하는 친구들이었다. 낯선 곳에서 만난 동지들에게 각별한 정이 느껴졌다. 삭막한 부스 행사장은 이제 넋두리할 친구가 있는 동네가 되었고, 맛없고 비싸기만 한 점심식사는 친구를 만나 수다를 떠는 시간이 되었다. 일정이 끝나면 때로 같이 회의장으로 발길을 옮기기도 하고, 호텔로 돌아오는 차를 타고 들어와 저녁을 같이 먹기도 했다. 본 회의와 부스 행사 외에도 다양한 자체 행사가 진행되고 있었다. 자원봉사자들이나 회의에 참석하지 못한 비영리조직에서 운영하는 포럼과 부대 행사가 열리는 클리마포럼Clima Forum과 기후변화마을Climate Change Village 등이 그것이다. 이들도 아주 멀찌감치 떨어진 곳에서 이루어졌는데, 유엔사무국에서 운영하는 행사들과는 달리 자유분방하고 진보적인 사람들의 분위기가 넘실댔다. 우리는 이곳저곳을 같이 다니며 여러 가지 이야기를 나누는 동안 무척 친해졌다.

나는 처음 기획했던 파티에 대해 길과 제프에게 이야기를 꺼냈다. 그러자 그들은 흥미로운 표정을 지으며 당연히 참석해주겠다고 했다. 게다가 길은 기타 연주를 하며 노래를 부르겠노라고 약속을 했다. 법학을 전공한 제프는 프라하를 여행하던 중에 만난 사람과 깊은 대화를 하다가 채식을 시작하게 되어 현재는 국제휴메인소사이어티 본부에서 동물권리와 관련된 법률자문과 활동을 담당하고 있다. 천진난만하고 장난기가 많은 길은 생물학을 전공하면서 알게 된 공장식 축산의 현실에 대한 자각이 동기가 되어 이 분야의 전문가가 되었다. 그는 유머러스하고 정이 많아 만날 때마다 포옹을 하며 익살을 떨었다.

세계보건기구 WHO 부스에서는 '기후변화와 건강'이라는 주제로 부스 진행을 했다. 그들은 최근 세계 3대 의학지 중 하나인 《란셋 Lancet》의 보고서를 인용해 '21세기에 인류의 건강을 위협하는 요인은 기후변화'라는 전단지를 배포하고 있었다. 전단지 내용 중에서는 기후변화를 야기하는 공장식 축산의 문제점과 전염병의 발발을 경고했고, 채식을 해야 한다는 내용도 포함되어 있었다. 그들은 여러 나라의 의과대학 학생들로 구성된 조직체와 함께 부스를 진행했는데, 부스 행사장 한편에서 자유롭고 진지한 비공식 세미나를 진행하기도 했다. 이 밖에도 기후변화로 인한 생활방식을 주제로 연구하는 유엔인간거주위원회 UN Habitat, 유기농운동단체인 세계유기농업운동연맹IFOAM, 영성과 기후 문제를 주제로 이번 회의에 참석한 브라마 쿠마리스 세계영성대학교Brahma Kumaris World spiritual University의 활동가들과는 왠지 동지애가 느껴질 정도였다.

영향력 있는 인사들과의 만남도 의미 있는 시간이었다. 우선 유엔기후변화협약당사국총회의 공식 방송국인 기후변화방송Climate Change TV 스튜디오에서 UNFCCC 사무총장 크리스티아나 피게레스Christiana Figueres를 만나 우리 운동에 대한 의견을 물었다. 그녀는 오늘날 공장식 축산이 기후문제에 미치는 영향이 막대하며 그런 의미에서 채식 운동은 가치가 있다고 이야기했다. 특별히 일주일에 하루 채식은 아주 매력적인 운동이라고 말하며 내게 사랑스런 윙크를 해주었다. 그리고 예일대와 테리TERI가 공동주최한 세미나의 연사로 초청된 IPCC 의장 라젠드라 파차우리를 만나 한국에서의 '고기없는 월요일' 운동에 대한 이야기를 전달했다. 처음 뵙는 자리임에도 불구하고, 왠지 오랫동안 알고 지내던 은사님을 만난 듯 가슴이 따뜻해졌다. 나는 한국으로 돌아와 구제역의 심각한 상황을 알리기 위해 그에게 도움을 요청하는 메일을 보냈다. 직접 얼굴을 보며 인사를 나눈 덕분인지 이번에는 반갑게도 파차우리 의장에게서 답장이 날아왔다. 그는 한 해를 마무리하는 마지막 날 내 편지를 받게 되어 무척 반갑지만, 동시에 가슴 아픈 사연을 듣게 되어 유감이라는 내용을 전해주었다. 또한 앞으로 종종 소통하면서 전 세계의 평화와 지속 가능한 미래를 위해 힘써나가자는 메시지도 잊지 않았다.

반기문 유엔사무총장의 연설을 직접 들어볼 수 있었던 것도 가슴 설레는 일이었다. 하지만 수많은 취재진과 경호원에게 둘러싸인 그와 인터뷰를 하지는 못했다. 기후 문제의 근본 원인을 문명의 위기, 도덕의 위기, 영성의 위기라고 문제 제기를 하고 있는 브라마쿠마리스의 세미나에서는 평안하고 아름다운 스승들을 만나 인사를 나누었다. 딱딱하고 정치적인 분위기의 회의장에서 영성을 이야기하는 순수한 목소리들을 듣는 것이 반가웠다. 연설자로 나선 브라마쿠마리스 세계영성대학교의 조안 수녀님Sister Joan Chittister은 우리가 내면으로 돌아가 사랑을 회복하고 영성적 삶을 사는 것이 가장 근원적인 해답이자 시급한 대안이라고 이야기했다. 완전채식을 수행의 기본 조건으로 제시하고 있는 이 단체가 유엔회의에 참석해 딱딱한 정책을 제안하는 대신 명상을 하고 채식을 하자는 메시지를 전달한다는 것 그 자체만으로도 감동적이었다.

나는 '고기없는월요일' 운동을 알리기 위해서라기보다는 환경문제에 관심을 가지고 지구의 건강한 미래를 걱정하는 사람들을 직접 만나 소통해보고 싶다는 바람에서 NGO 네트워킹 파티를 기획했다. 장소는 우리가 묵고 있는 호텔 로비에 있는 카페를 빌려서 진행했다. 마침 카페에는 그랜드피아노가 한 대 놓여 있었다. 나는 오프닝으로 자작곡한 피아노곡을 연주하며 노래를 부를 참이었다. 주인장이 먼저 선수를 쳐야 객들이 눈치 보지 않고 나설 것이라 생각해서 어설픈 솜씨를 선보이기로 했다. 국제휴메인소사이어티의 길이 맥주 한 잔을 걸치고 가벼운 차림으로 등장해 여느 때와 같이 익살을 떨어 분위기를 살려주었다. 게다가 길의 기타 솜씨는 환상적이어서 연주 자체만으로도 추억에 남을 만한 공연이 되었다. 부스에서 만난 애틀랜틱대학Collage of the Atlantic 학생들도 다섯 명이나 참석했다. 이들은 캐나다와 미국 각 지역에서 모인 대학생들로 그들의 교내 활동을 소개하는 프레젠테이션 자료를 만들어왔다. 나는 진지한 젊은이들의 열정을 마주하니 마음이 흐뭇해졌다. 제프의 소개로 참석한 세계동물보호연합의 친구들도 여러 명 참석했다. 그들은 앞으로 우리가 함께 해나갈 운동의 방향성에 대해 뜻을 모으기로 하며 반가운 인사를 나누었다. 우리는 채식으로 준비한 간식거리와 음료를 나누며 부담 없이 파티를 즐겼다. 채식이란 식사를 통해 평화로운 소통을 구현하는 것이기에, 우리는 채식 운동을 통해 전 세계의 평화와 소통을 꿈꾸노라고 인사말을 대신했다. 딱딱한 토론 대신 즐거운 식사를 통해 기후변화 문제를 해결해보자는 취지도 이야기했다. 우리는 이 작고 소박한 행복에너지가 지닌 힘과 가치를 알고 있으며, 내면으로부터 우러난 진정한 평안과 사랑의 에너지만이 세상을 진정으로 변화시킬 수 있다는 사실을 기억하자고 했다.

예상했던 것보다는 조촐했지만, 참석자들의 유대감은 더욱 돈독해진 듯했다. 그 바쁜 일정 속에서 버스로 40여 분이나 달려야 도착하는 숙소까지 방문해준 친구들이 소중하고 감사했다. 카페의 통 유리창 밖으로는 푸르른 칸쿤의 밤바다가 출렁이고 있었다. 꿈만 꾸던 일들을 하나씩 성취해나가는 즐거움을 무엇에 비할 수 있으랴. 좋은 사람들과 고운 뜻을 나누며 멋진 시간을 보낼 수 있어서 더더욱 뿌듯했다. 애틀랜틱대학 학생들은 이날의 파티가 무척 감동적이라며 교내에서 '고기없는파티Meat free Party'를 기획해 활동해보겠노라 했고, 동물보호연합 친구들과 국제휴메인소사이어티 친구들은 환상적인 선물을 받았다며 고마워했다. 근사한 저녁이었다. 참석한 사람들 모두 칸쿤의 아름다운 밤을 평생 잊지 못할 추억으로 간직하겠다며 서로 포옹하며 파티를 마쳤다.

칸쿤회의에서는 선진국과 개도국 간의 온실가스 감소 목표 달성과 재원 마련, 기술 이전 등의 안건들이 협상 테이블에 올랐다. 한국의 '고기없는월요일'은 유엔기후변화협약당사국총회의 공식 방송인 〈기후변화방송〉에 소개되었고, 《차이나데일리》 뉴욕판에 인터뷰 기사가 실렸다. 회의 마지막 날에는 본 회의의 공식 언론 인터뷰를 통해 우리 운동의 취지와 전망을 밝히는 기회도 얻었다. 인터뷰가 끝나고 다른 나라 활동가들이 내게 질문을 던졌다. 이 운동을 자기 나라에서도 제안해보고 싶다는 말을 듣자 한약국 문까지 닫는 무리를 하며 칸쿤까지 달려온 보람을 느낄 수 있었다.

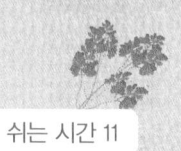

쉬는 시간 11

칸쿤 NGO 네트워킹 파티에서 제공된 채식 메뉴들

칸쿤의 푸른 해변에 자리 잡은 호텔의 로비 카페에서 진행된 파티에는 완전채식 메뉴로 간단한 요리와 과일, 음료가 제공되었다. 행사를 진행하느라 정신이 없어서 음식을 많이 못 먹은 게 두고두고 후회가 될 정도로 맛있었다. 요리는 칸쿤에서 만난 어울락(베트남)의 비건 채식 운동 단체 회원들이 만들어서 가져다주셨다. 간단한 요리 몇 가지를 소개한다.

* 고수가 들어간 라이스페이퍼롤
당근, 파프리카, 채식 햄, 고수를 등분해 가늘게 채 썬 다음 라이스페이퍼에 감싸서 들고 먹기 좋은 크기로 포장한 것. 고수 특유의 향이 라이스페이퍼와 잘 어우러져서 칸쿤의 밤을 잊지 못할 추억으로 만드는 데 기여했다. 고수는 향신료로 사용되는 허브로 인도나 동남아 요리에 자주 등장하는 잎채소이다. 우리나라에서도 고수를 구할 수 있지만, 흔하지는 않으니 잘 검색해봐야 한다.

* 야채과일 꽂이
방울토마토, 파인애플, 파프리카, 콩으로 만든 비엔나소시지, 바나나,

키위 등을 꼬치에 끼워 소스를 발라 구운 것으로 화려한 색감과 모양이 파티 분위기를 내기에 안성맞춤이었다.

* **콩으로 만든 패티가 들어간 베지버거**
콩 단백질로 만들어진 패티에 양상추, 오이, 토마토와 소스가 어우러진 베지버거를 먹기 좋은 크기로 등분해 제공했다. 저녁식사 대용으로 좋고, 핑거푸드 파티에도 적합한 메뉴였다.

구제역과
세계의 채식 친구들

칸쿤의 여름 해변에서 꽁꽁 얼어붙은 한국의 겨울로 돌아온 후, 충격적인 뉴스를 접하게 되었다. 바로 11월 말 칸쿤회의가 개최될 무렵부터 떠오른 구제역 소식이었다. 전국을 휩쓸고 지나간 구제역의 바람이 살처분으로 수많은 가축들을 땅에 묻고도 아직 진정되지 않고 있었다. 연일 방송을 통해 보도되는 끔찍한 장면들은 차마 눈뜨고 볼 수 없을 정도였다. 그러나 내가 할 수 있는 일은 한계가 있었다. 나는 인터뷰에 응하고 인연이 닿는 곳에 기고를 하고, 세미나에 참석하거나 강연을 통해 공장식 축산의 문제점을 알려나가며 살처분을 중단하도록 설득했다.

한국에는 나보다 훨씬 열정적이고 헌신적인 활동가들이 많이 있다. 한 동물보호단체에서는 살처분 현장을 다니며 촬영한 동영상을 언론에 공개하기도 했다. 현장을 담은 그 영상을 본 사람들은 감정이 북받쳐 오열하기도 했다. 인간이 같은 생명체에게 저지르는 범죄의 참상을 지켜보는 일은 끔찍했다. 방송과 인터넷을 통해 이러한 참상이 연일 보도되었지만, 그럼에도 사람들은 여전히 살처분을 멈추지 않았다.

나는 칸쿤에서 만난 제프와 길을 통해 한국 활동가들을 도울 방법을 모색해보려고 했다. 제프는 국제휴메인소사이어티 홈페이지에 국내에서 공개된 동영상을 올려 한국에서 벌어지고 있는 끔찍한 상황을 알렸다. 수많은 사람들이 이 사실에 분노하며 댓글을 달고 한국의 활동가들에게 지지를 보내주었다. 뿐만 아니라 500여 명의 미국 내 회원들이 한국대사관으로 달려가 항의시위를 벌이기까지 했다. 제프는 살처분에 관한 유럽의 기준과 동물보호 관련 법 조항에 관련된 문서를 보내주었고, 한국의 활동가들을 도울 수 있는 방법을 함께 모색해주었다. 또한 세계에서 가장 유명한 동물권리를 위한 단체 중 하나인 PETA의 담당자에게도 연결해주었다. PETA는 살아 있는 동물을 누드모델이 등에 업은 모피 반대 캠페인 포스터를 가끔 찍는데, 이를 통해 한국 언론에도 자주 등장한바 있는 단체이다. PETA는 자신들의 홈페이지에 한국의 구제역 상황을 실시간으로 업데이트해주며 힘을 실어주었다. 그들은 홍콩의 유명한 방송을 통해 이 사실을 세계 언론에 알리기도 했다. 칸쿤에서 만났던 인상적인 친구들이 또 있었다. 뉴욕에 있는 브라이터그린Brighter Green이라는 환경단체에서 참석했던 인도인 상그Sangu와 교포 완규 씨 부부다. 이들은 우리 부스에 찾아와 '고기없는월요일' 운동에 깊은 관심과 지지를 보내주기도 했거니와, 친근한 정감을 나누었던 인연으로 그 이후로도 몇 번 메일을 주고받으며 교류해왔다. 이 친구들에게도 도움을 요청했다. 상그는 칸쿤에서 만난 우리 부스에 관한 글을 브라이터그린 홈페이지에 올려주었는데, 한국의 구제역 소식과 함께 공장식 축산의 문제점을 더욱 부각시켰다. 다양한 방법으로 도와준 친구들 덕분에 이후 미국 CNN방송을 통해 한국의 상황이 보도되기에 이르렀다. 세계의 채식 친구들이 똘똘 뭉쳐 응원을 해주는 상황이 벅차도록 감동적이었다.

우리나라 방송에서도 구제역 문제는 초미의 관심을 받으며 다루어졌다. '고기 랩소디'라는 이름으로 제작된 다큐멘터리에서는 구제역의 근본 원인과 육식 문화의 이면을 다루어 화제가 되기도 했다. 담당 PD가 '고기없는월요일' 운동을 소개받고 연락을 해오기도 했다. 국내에서 진행되고 있는 구제역 관련 동물보호 활동과 채식 캠페인을 촬영하기 위해서였다. 축산 농가들이 힘겨워하고 있는 상황에서 구제역이 발생하게 된 경위와 근본 문제를 분석하고 드러내 보이기란 결코 쉽지 않은 일이었다. 축산 농가로서는 생계 유지를 위해 어쩔 수 없이 선택한 축산의 길이 자신들을 절망의 낭떠러지로 내몰 줄은 꿈에도 몰랐을 것이다. 게다가 나는 더 이상 고기를 먹으면 안 된다고 말해야 하는 사람이 아닌가? 방송과 언론의 인터뷰가 잦아지면서 축산 농가들의 입장이 내 마음을 무겁게 짓누르기 시작했다. 하지만 진실은 외면할 수가 없는 것이다.

누구나 알고 있듯이 공장식 축산 방식의 문제 원인은 살아 있는 생명체를 공산품으로 다루는 것이다. 태어나자마자 어미와 떨어져 상품으로 사육되는 동물들은 모유를 먹지 못하는 신생아들처럼 면역력이 떨어지고 병균에 취약한 상태로 삶을 시작한다. 그들은 성장 호르몬제 주사를 맞기 때문에 유아기 때 사춘기를 겪어야 한다. 사춘기 때부터 수도 없이 새끼를 낳아야 한다. 그러다 더 이상 새끼를 낳을 수 없는 가축들은 도살장으로 끌려가거나 버려진다. 짧은 생을 이어오는 동안 받은 학대로 인해 온몸은 병균 투성이나 다름없다. 그러나 기준치를 초과하는 항생제와 항균제 주사를 맞아가며 버텨내야 한다. 이러한 사육 환경에서 바이러스들은 점점 슈퍼바이러스로 진화해가고 있고, 바이러스의 숙주가 되는 동물과 사람들의 면역력은 갈수록 약해지고 있다. 구제역은 그 이전에 몰아쳤던 신종플루나 조류독감처럼 응당 피할 수 없는 결과였을지 모른다.

구제역으로 인해 수많은 축산 농가들이 재앙 속의 나날을 보냈다. 수백 마리의 가축을 제 손으로 땅에 묻어야 했던 농부들의 아픔을 어찌 헤아릴 수 있을까. 전국이 살처분 소식과 축산 농가들의 비명으로 가득했던 2011년 상반기를 보내며 이루 말할 수 없는 안타까움을 느꼈다. 그럼에도 불구하고 가장 슬픈 것은 여전히 저가로 공략하는 육류 상품을 줄 서서 기다리는 사람들을 바라보는 것이다. 고기를 절대로 먹지 말고 채식주의자가 되자는 말이 아니다. 적어도 자연의 순리에 맞게 살아야 하지 않겠는가? 동물들을 학대한 결과물들은 고스란히 우리 몸을 이루는 세포가 되어 우리의 몸과 마음, 정신과 영혼을 이루게 되기 때문이다. 다시는 반복되지 말았으면 좋겠다는 힘없는 넋두리만 반복하며, 또 한편으로는 축산 농가들의 시름을 애도하며 그해 봄과 여름을 보냈다.

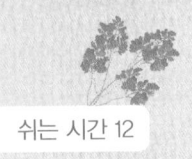

쉬는 시간 12

고기 랩소디와 '고기없는월요일'

MBC 스페셜 〈고기 랩소디〉는 오늘날 먹거리 문화의 진실을 밝히는 데 초점을 두고 제작된 다큐멘터리이다. 이 프로그램은 육식을 반대하고 채식주의를 옹호하는 입장보다는 공장식 축산의 문제점과 한국인들의 지나친 육류 소비에서 비롯된 구제역 상황의 비극적인 면들을 사실적으로 다루어 주목을 받았다. 내레이션은 평소 채식하는 연예인으로 잘 알려진 탤런트 송일국 씨가 맡았는데, 방송이 나간 이후 많은 사람들이 이 프로그램을 통해 채식인이 되기도 했다.

이날 방송에서 '고기없는월요일' 운동은 육식 문화가 뿌리 깊게 자리 잡고 있는 우리나라 현실의 대안으로 소개되었다. 채식으로의 급격한 전환은 어려울지라도 일주일에 하루만이라도 날을 정해 채식하는 문화를 만들어 육류 소비를 줄여나가야 한다는 이야기에 많은 시청자들이 공감했다. 국제휴메인소사이어티와 PETA의 담당자들이 지적한 공장식 축산 현실의 문제점과, 구제역 현장의 고통스런 목소리들을 담아내어 화제가 되기도 했다.

우리는 동물의 고기를 먹으면서 그것이 일반적이며(Normal, 누구나 먹는다), 자연스러우며(Natural, 태초부터 먹어왔다), 필요하다(Necessary, 중요한 단백질 공급원이다)고 생각해왔다. 그리고 우리는 인간이 동물보다 우월하기 때문에 당연히 동물을 잡아먹을 권리를 갖고 있다고 생각해왔다. 하지만 구제역 파문 이후 육식에 대한 회의가 확산됐고, 구제역 등 질병을 낳는 '공장식 밀집 사육'에 대한 비판의 소리가 높아졌다. 육식 문화를 합리화하는 '3N(Normal, Natural, Necessary)'이 정당한지 살펴보고, 궁극적으로 인간을 포함한 동물들의 평화로운 공존을 위해서 육식 문화를 전반적으로 반성해볼 때가 왔다는 문제의식을 던진다.

—MBC 스페셜 〈고기 랩소디〉 기획 의도에서

세계 교육현장에
채식 열풍이 불다

최근 몇 년 사이에 미국, 캐나다, 유럽연합 등 선진국의 학교 급식에 변화의 바람이 불고 있다. 우유 급식을 하는 우리나라와는 달리 과일과 채소를 무상으로 공급하는 프로그램을 시행하고 있기 때문이다. 미셸 오바마의 로컬푸드 운동과 비만과의 전쟁 선포가 한때 뜨거운 관심을 모았던 것도 이러한 흐름 중 하나였다. 학생들이 고기를 너무 많이 먹어 건강이 악화되고 있다는 것이 그 이유였다. 단백질이 부족했던 1950년대 전후와 달리 요즘 사람들의 건강 문제는 대부분 단백질 과잉 섭취나 영양적 불균형에서 기인한다. 살찌고 풍만해 보이는 것이 건강해 보인다는 말은 이제 옛말이 돼버렸다. 복부비만은 흔히 패스트푸드와 인스턴트식품을 즐겨먹는 저소득층의 전유 질환으로 여겨지고 있기 때문이다.

맞벌이부부가 늘어나면서 가정에서 방치되는 아이들이 거리로 나가 손쉽게 사먹는 음식들이 건강을 악화시키고 있다. 그런 아이들에게 학교에서 튀김류와 양념이 강한 육류를 먹이고, 그것으로도 모자라 우유 급식을 하고 있다는 것은 아무리 생각해봐도 문제가 많다. 특히 공장식 축산 방식으로 사육된 소들에게서 짜낸 우유는 건강에 도움이 되기보다는 알레르기 질환이나 소화장애, 성조숙증 등의 문제를 유발하는 것으로 알려져 있다. 요즘 엄마들은 딸아이가 가슴이 너무 일찍 나오고 생리를 빨리 시작할까봐 걱정한다. 이들은 내게 와서 2차성징을 좀 늦춰줄 수 없느냐고 묻거나 약을 지어달라고도 한다. 나는 이럴 때마다 우유와 유제품을 끊고 동물성 단백질 대신 식물성 단백질을 섭취하도록 권한다. 그러면 대부분 사람들은 아이의 성장이 멈출까봐 두려워한다.

"아무리 그래도 선생님, 키는 커야 되잖아요."

"그 나이에는 방해만 하지 않으면 성장호르몬이 잘 분비됩니다. 기름진 고기나 독소가 많은 음식을 먹으면 생식 기능이 지나치게 빨리 발달합니다. 동물들을 나이보다 일찍 성숙시키기 위해 사육 과정에서 고단백 사료와 성장호르몬 주사를 과하게 투여하는데요. 고기, 우유와 유제품을 좋아하는 아이들일수록 유방이 일찍 발달하고 생리도 빨리 시작하는 이유가 그 때문이에요. 자연은 방해하지 않으면 순리대로 갑니다. 아이들의 정상적인 리듬을 되찾아주면 성장호르몬이 잘 분비되어 성장에 문제가 전혀 안 생기고, 2차성징도 제때 나타나게 되어 있습니다."

이러한 설득을 받아들여 몇 개월간 고기나 유제품을 끊고 채식 위주의 생활을 통해 10cm 이상 키가 큰 경우도 많았다. 반면에 계속되는 설득에도 불안함을 잠재우지 못해 결국 다른 치료를 받으러 떠나가는 사람들도 있다. 엄마들의 걱정하는 마음을 어쩔 것인가?

여기에 대답이 될 만한 소식이 있다. 미국과 유럽에서 실시한 과일 채소 무상 급식 프로그램과 친환경 급식을 통해 얻은 결과가 그것이다. 이 프로그램을 적극적으로 활용할 경우, 소득 간 격차가 만들어낸 비타민 미네랄 결핍증을 치유할 수 있을 뿐 아니라, 학생들의 학습 능력을 향상시킬 수 있다고 한다. 영국에서 발표된 논문에 의하면 채식을 하는 어린이들의 성장과 채식을 하지 않는 어린이들의 성장은 별 차이가 없었다. 중요한 것은 성장호르몬이 잘 분비되도록 돕는 식단과 몸을 움직이게 하는 적당한 운동이다.

폴 매카트니가 시작한 영국의 '고기없는월요일support MFM'에서는 학생들에게 직접 채식 레시피를 작성해 요리하는 시간을 갖도록 권하고 있다. 요리 과정에 직접 참여해 먹거리에 대한 관심을 갖게 하는 것이다. 프랑스에서는 요리사들이 학생들에게 미각 훈련을 시키기도 한다. 영국의 매력적인 요리사 제이미 올리버의 급식 혁명은 수많은 학생들의 건강을 되찾게 만들었다. 오감을 자극하는 먹거리 교육을 통해 아이들이 얻는 것은 건강만이 아니다.

외부 환경과 자기 자신이 별개의 존재가 아니라 서로 연결된 생명체라는 인식을 어려서부터 심어주면 스스로 무리로부터 고립되었다는 위기의식을 느껴 자살하는 일은 줄어들 것이다. 우리나라 초등학생들 중 자살충동을 한 번이라도 느껴본 친구들이 절반 이상이라고 한다. 2008년 통계에 의하면 초등학생 사망 원인 중 자살이 교통사고에 이어 두 번째라고 하니 어른들이 생각하는 것보다 우리 아이들의 심리는 훨씬 더 불안정한 것 같다. 게다가 명문고나 명문대에 진학한 후에도 자살을 하는 젊은이들의 소식이 늘어나는 것도 가슴 아픈 일이다. 무조건 일등만을 목표로 스스로를 또래들로부터 고립시키고, 서로를 경쟁자로 인식하기 때문은 아닐까 싶다. 우리가 이제까지 학교에서 교육받은 방식은 자의식인 에고Ego를 가장 중심에 두었다. 다른 존재보다 앞서 나가야 성공한 삶이라 박수 쳐주고 칭찬을 받아왔다. 하지만 진정한 생명의 길에는 나와 너의 구분이 없다. 우리 모두가 함께 공존하는 공동체적 의식을 갖고, 함께 누리기 위한 삶을 사는 것이 바로 에코Eco, 즉 생태적인 삶이다.

우리나라에서 처음으로 주 1회 채식 급식이 이루어진 도시는 광주였다. 광주교육청이 의무적으로 일주일에 하루를 채식으로 식사하도록 정했기 때문이다. 지금은 97%의 학교, 약 26만 명 정도가 일주일에 하루는 채식 급식을 제공받는다. 처음에는 여러 가지 문제를 안고 있었다. 학교급식 체계의 새로운 변화를 수용하기 위한 인적 물적 지원이 충분치 않았을 뿐만 아니라, 학생들은 영문도 모르는 채 일주일에 하루씩은 맛있는 고기를 먹지 못했기 때문이다. 채식 요리나 그 조리법에 익숙지 않은 각 학교 영양교사들도 혼란스러워하긴 마찬가지였다. 광주시교육청과 채식 급식을 추진하던 시민단체에서는 이러한 문제점을 점진적으로 개선하기 위해 영양교사들을 위한 세미나와 연수 교육을 실시하고, 학부모들과 학생들에게도 채식 급식의 중요성을 알려나가기 시작했다. 이러한 과정을 거쳐 광주시는 점차 생태도시로 거듭나고 있다.

한편 전북교육청은 광주교육청의 경험을 교훈 삼아 더디더라도 좀 더 계획적으로 진행해보기로 했다. 우선 급식 현장의 가장 중요한 주체들인 영양교사들의 동아리에서부터 운동을 시작했다. 이들은 녹색식생활 동아리를 조직하고 정기적으로 만나 먹거리 운동에 대한 토론과 공부를 통해 바른 먹거리의 기준과 학생들을 위한 식단과 조리법 등을 공유하기 시작했다. 그러다가 2011년 2학기부터 도내 20개 학교에서 시범적으로 채식 급식의 날을 시행했다. 이렇게 한걸음씩 걸음마를 시작했음에도 문제는 여전히 많았다. 전북교육청 산하 채식 급식을 실시하는 20개 학교 영양교사들을 위한 워크숍에 참가한 날이었다. 각 학교별로 '채식의 날'에 대한 학생들의 반응과 어떤 식단들을 선보이는지, 가장 인기 있는 요리는 무엇인지, 애로사항에 대해 발표하는 시간을 가졌다. 다양한 내용들을 들어볼 수 있었다.

"저희 학교 학생들은 채식하는 날이면 매점이나 교문 밖 패스트푸드점, 편의점으로 달려갑니다. 교문에서 선생님들이 학생들의 출입을 단속하느라 애를 먹지요. 급식 쟁반을 받자마자 바닥에 버리는 학생들도 있어요. 저는 이런 아이들 때문에 우울증에 걸릴 뻔했어요. 하루는 제게 한 학생이 찾아와서 제발 고기를 먹게 해달라고 하는 거예요. 학교 방침이라 어쩔 수 없다고 하니까 학부모가 전화를 했더라고요. 이걸 어떻게 바꿔나가야 할까요?"

"채식하는 날을 맛없는 날이라 생각해요. 고기만 좋아하는 애들이 대부분인데, 고기를 못 먹는다고만 생각하지요. 아무리 자료를 보내주고 교육을 시켜도 아무 소용 없어요."

대체적으로 남자 중학교에서는 이런 식의 부정적인 반응들이 있었다. 그러나 성공적인 경우도 있었다.

"저희는 여고생들이라 다이어트에 관심들이 많아서 채식 급식의 날을 좋아라 합니다. 요리 레시피도 알려달라며 집에 가서도 해보겠다고 하는 친구들도 있어요. 교직원과 학부모의 반응도 비교적 좋은 편이고요."

"저는 머리를 좀 굴려봤어요. 아이들한테 그냥 채식만 하라고 하면 싫어할 것 같아서요. '채식의 날'은 잔반 없는 날로 정해서 그릇을 말끔히 비운 학생들에게 스티커를 발급해주었어요. 스티커가 많이 모이는 반은 한 달에 한 번씩 특별 간식을 만들어서 그 반만 푸짐하게 파티를 해주었더니 아주 인기가 많아요. 다들 '채식의 날'을 기다리지요."

좋은 소식을 들을 때는 가슴이 뿌듯하다가도 어려웠던 이야기를 들을 때면 가슴이 철렁 내려앉았다. 괜스레 영양교사 선생님들한테 미안한 마음이 들어 자리를 뜨고 싶은 순간도 있었다. 하지만 중요한 것은 어려움도 보람도 함께 나눌 수 있다는 사실이었다. 선생님들의 마음도 마찬가지였다. 학생과 환경 모두를 위해서 채식이 꼭 필요하다는 확신이 있기에 어려워도 해내고 싶은 것이다. 다만 어려울 때 어렵다고 말할 누군가가 필요하고, 그 상황을 보듬어줄 수 있는 동지들이 필요했던 건 아니었을까. 오전 10시부터 오후 5시까지 진행된 빡빡한 일정을 마치고나서 문뜩 그런 생각이 들었다. 우리는 서로 부축해줄 친구가 필요했던 것이구나.

전북교육청은 2012년 봄부터 시범학교를 늘리기로 결정했다. 나는 한 번 더 전주로 내려가 수백 명의 영양교사 선생님들 앞에서 강연을 했다. 자발적인 신청을 받아보자는 뜻에서였다. 애초에 계획했던 40개 학교에 3개 학교가 더 신청을 해주어 모두 43개 학교에서 시행되었는데, 나는 이 더딘 발걸음이 너무 소중하게 느껴진다. 하지만 지구의 여름은 날이 갈수록 더워지고, 그런 날을 보내고 있노라니 조바심이 나는 것도 사실이다. 그러나 급할수록 돌아가라는 옛말이 있지 않은가. 급식 현장에서 애쓰고 계신 영양교사 선생님들의 열정이 일궈낸 작은 출발이 얼마나 소중하고 값진 것인가 생각하면 황송하기만 하다. 다음 학기에는 조금 더 많이, 그다음 학기에는 좀 더 확산될 수 있기를 고대해본다.

가장 많은 학교가 '채식의 날'에 가장 인기 있는 메뉴로 비빔밥을 꼽았다. 학교 주방에서 일하기도 부담스럽지 않고 채소도 많이 공급할 수 있는 일등 전통 식단이 아닐까 싶다. 그다음으로는 버섯탕수나 야채튀김과 같은 기름이 많이 들어간 요리들이었는데, 돈가스나 닭튀김 등을 좋아하는 학생들이 많다 보니 채식 메뉴 역시 튀김류가 인기가 있는 것 같다.

건강한 밥상 문화를 만들어가기 위해서 교내에서 직접 장을 담그고 텃밭 농사 체험을 하는 학교가 있는가 하면, 한 시간에 두 번

급식을 제공해야 하는 열악한 환경의 학교도 있었다. 학교의 재정 상황, 위치, 전체 구성원 수 등에 따라 편차가 심한 편이었지만 중요한 것은 아무리 상황이 어려운 학교일지라도 영양교사 선생님들의 의지가 꺾이지 않았다는 것이다. 현재 전국적으로 주 1회 채식 급식을 시행하고자 하는 지역은 확산되고 있다. 함안교육청과 제주교육청, 부산지역 식생활교육네트워크에서 움직이기 시작했고, 나는 최근 대구지역에서 영양교사 선생님들을 만나 강연을 했다. 이러한 작은 물줄기가 모여 큰 강을 이룰 날이 곧 오리라 기대해본다. 모쪼록 급식 현장에서 애쓰시는 영양교사 선생님들께 감사와 박수를 보내드리고 싶다.

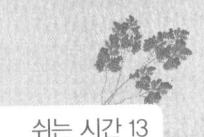

쉬는 시간 13

주 1회 채식 급식에는 어떤 메뉴가 등장할까?
– 군산서초등학교의 '그린밥상의 날' 식단 예(성지연 영양교사)

1. 건강현미밥, 순두부찌개, 메밀비빔국수, 웨지감자구이, 오이소박이, 방울토마토
2. 열무보리비빔밥, 무채콩나물국, 도토리묵냉채, 연근 전, 영양단호박죽
3. 콩나물비빔밥, 삼색떡국, 무생채, 건파래자반, 녹두빈대떡, 양념간장, 찰토마토
4. 산채나물비빔밥, 콩나물국, 무생채, 약고추장, 유기농쌀식혜, 팥시루떡
5. 현미밥, 호박두부된장찌개, 버섯잡채, 다시마브로콜리숙회, 모듬채식탕수, 배추김치
6. 현미밥, 청국장찌개, 머위나물된장무침, 두부튀김, 깐풍소스, 배추김치, 방울토마토
7. 현미밥, 김치콩나물국, 무말랭이무침, 궁중떡잡채, 검은콩버거스테이크, 배추김치, 딸기

학생들에게 인기 있는 채식 급식 메뉴는 무엇일까?
– 광주광역시 동부교육지원청(『학교급식 채식식단 모음집』에서)

* 두부탕수

1. 재료: 두부 150g, 당근 6g, 양파, 오이 5g, 건표고 3g, 밀가루 9g, 전분 5g, 마늘 1.5g, 설탕 2.5g, 식초 0.9g, 토마토케첩 15g, 핫소스 3g, 소금, 식물성 오일
2. 만드는 법: 두부는 물기를 제거하여 자르고 당근, 양파, 오이, 건표고는 어슷 썰어 준비한다. 두부에 밀가루를 뿌려 오일에 튀긴다. 야채는 소금간을 하고 살짝 볶아둔 후 끓고 있는 물에 야채를 넣고 간을 한다. 전분을 이용해 농도를 맞춘 후 튀긴 두부와 야채를 담아 소스와 함께 접시에 담아낸다.

* 두부김치 동그랑땡

1. 재료: 밀가루 3g, 전분 3g, 부침두부 70g, 붉은 고추 2g, 청량고추 2g, 배추김치 30g, 당근 5g, 대파 1g, 참기름 0.5g, 오일, 소금, 후추
2. 만드는 법: 두부는 물기를 빼고 으깬다. 배추김치는 양념을 털어내고 작게 다진다. 으깬 두부, 다진 김치, 밀가루와 전분을 섞고 소금, 후추, 참기름으로 간을 한다. 팬에 오일을 두르고 적당한 크기로 부쳐낸다.

* **짬뽕통밀국수**

1. 재료: 통밀국수 80g, 죽순 14g, 시금치 10g, 양파 7g, 목이버섯 2g, 팽이버섯 8g, 표고버섯 8g, 다시마 3g, 마늘 2g, 배추 9g, 쪽파 3g, 간장, 올리브오일, 고춧가루, 소금, 시금치와 김(고명)
2. 만드는 법: 죽순은 삶아 썰고 목이버섯은 주름 부분의 티를 제거하고 불린다. 표고버섯은 기둥을 떼어 얇게 썰고 팽이버섯은 먹기 좋게 손질한다. 양파, 대파, 배추, 시금치도 손질한다. 냄비에 올리브오일을 두르고 다진 마늘을 볶아 향을 낸 후 고춧가루를 넣고 볶다가 다시마 우려낸 물을 넣는다. 국물이 끓으면 죽순과 목이버섯, 표고버섯, 팽이버섯, 양파, 배추를 넣는다. 통밀 국수를 삶아 찬물에 헹군 후 먹기 직전에 국물을 붓는다. 고명으로 시금치와 김을 올린다.

프레지를 만든 천재,
피터 아르바이

2010년 세계환경회의 만찬 강연에 사용할 프레젠테이션 자료를 만들기 위해 담당 코디네이터와 미팅을 했던 일이 생각난다. 그는 10분 동안의 영어 강연을 위해 프레지Prezi라는 차세대 프레젠테이션 도구를 통해 멋진 자료를 만들어주었다. 강연을 자주 하는 사람들에게 프레젠테이션 도구로 사용되어왔던 파워포인트는 마이크로소프트 사에서 만든 프로그램이다. 파워포인트의 기능을 살리면서도 좀 더 역동적인 느낌을 주는 프레지는 디자인적인 요소가 가미되어 발표를 하는 사람도 듣는 사람도 작품을 감상하는 듯한 마법에 걸리게 하는 매력이 있다. 화면의 축소와 확대Zooming가 자유롭고 유튜브에 있는 동영상을 주소 삽입만으로 간단히 불러올 수 있는 기능이 있는 프레지는 출시 당시 미국 《하버드 비즈니스 리뷰》를 포함해 다양한 분야에서 큰 반향을 불러일으켰고, 출시 후 전 세계 지식인들이 콘퍼런스 때 즐겨 사용하게 되면서 더욱 유명해졌다. 현재 부다페스트에 본사를 두고 있는 이 멋진 프로그램은 2010년 4월 헝가리의 두 청년에 의해 만들어졌다.

맨 처음 한국에 프레지가 소개되었을 때는 영어와 일어, 중국어만 지원했기 때문에 국내 사용자 수는 그리 많지 않았다. 그런데 그해 여름 한 대학생이 프레지 본사에 한글 스타일 개발을 요구하기 시작했다. 물론 처음에는 반응이 없었다. 그는 소셜네트워크서비스 SNS인 페이스북에 '프레지로 발표하는 한국인의 모임'을 개설해 프레지에 대한 정보를 공유하고 무료 오프라인 세미나를 열어 한국인 프레지 사용자를 모으기 시작했다. 페이스북 페이지 사용자 수가 300명이 넘어서고 세미나와 활동을 전개하면서 사용자 수가 점점 늘어나자, 프레지 창업자가 인사말을 담은 동영상을 직접 보내왔다. 이 과정을 이끌었던 대학생 노지훈은 프레지 본사의 지원과 SNS를 이용하는 지식인들의 도움으로 2010년 한글날 프레지 한글 스타일을 공식 발표했다. 당일 발표식과 함께 진행한 세미나는 영상통화로 부다페스트 프레지 본사의 최고경영자 CEO 피터 아르바이 Peter Arvai와 함께 진행되었는데, 무척 가슴 뛰는 순간이었을 것이다.

세계환경회의에서의 만찬 강연이 '프레지를 사용하는 한국인의 모임'에 소개되면서 프레지 한글 스타일을 개발한 노지훈이라는 멋진 천재와 친구가 되는 행운이 내게 찾아왔다. 노지훈과 나는 창의적인 아이디어를 쏟아내면서 몇 시간이든 지루하지 않게 이야기를 나눌 수 있는 사이가 되었다. 나는 그의 재능과 천부적으로 타고난 이타적인 성품을 좋아한다. 지훈은 내게 프레지를 통해 만나게 된 여러 분야의 전문가들과 네트워킹할 수 있는 만남을 종종 주선해주기도 했다. 그중 가장 기억에 남는 만남은 바로 프레지를 만든 장본인이자 경영자인 피터 아르바이와의 점심식사였다.

프레지를 소개하는 책 출간 기념으로 한국을 찾은 피터는 연일 바쁜 스케줄을 소화하느라 정신이 없었다. 그를 에스코트하는 지훈으로서는 더욱 피곤한 시간들이었을 것이다. 그 와중에도 나와 점심식사 약속을 잡아주었으니 고마워하지 않을 수 없었다. 피터는 세계환경회의 만찬 강연 동영상을 통해 나에 대해 알고 있었다. 나는 그에게 한국에서만 맛볼 수 있는 메뉴를 맛보게 하고 싶었다. 세계적으로 유명한 경영자인 만큼 조금 격식을 차릴 수 있는 채식 코스 요리를 함께 먹으면 어떨까 생각했지만, 오히려 격식 때문에 더 불편해질 것 같아 선뜻 내키지 않았다. 그래서 선택한 곳이 대안스님이 운영하는 사찰 요리 전문점이었다. 이곳에서라면 정통 채식의 철학과 미학을 전달할 수 있으리란 생각에서였다.

피터의 첫 인상은 마치 영화에 등장하는 외계인처럼 독특하고 천재 같은 느낌이었다. 피터는 코트에 청바지, 알록달록한 무늬의 니트를 소탈하게 입고 나타났고, 지훈과 내게 자료를 만들어주었던 안영일 씨가 동행했다. 의자에 앉아 식사할 수 있는 테이블도 있었지만, 우리는 좌식 테이블에 자리를 잡았다. 피터는 가부좌를 트는 한국식 자세가 불편했던지 자주 자세를 바꾸어 앉았다. 나는 그의 행동에 아랑곳없이 한국의 채식 문화에 대해 긴 이야기를 들려주었다. 코스마다 등장하는 요리들의 재료와 효능, 맛을 내는 방법에 대해서 말이다. 식전의 죽 요리는 위장 점막을 보호해주면서 식욕을 북돋는 의미로, 기력을 보충하면서 마음을 안정시키는 효능이 있어 수행자들이 즐겨먹는다는 이야기부터 시작했다. 죽 요리는 대부분 치유식으로 많이 사용되는데 한식에서 죽 요리를 낼 때는 먼 곳에서 온 손님을 매우 환영한다는 의미이다. 설명을 들은 그는 행복한 미소를 띠며 죽을 먹었다.

서양 요리에 빠지지 않는 샐러드 요리는 소스가 많이 사용되는데, 사찰 요리에서 사용되는 소스들은 과일과 콩을 갈아 만들거나 담백하게 오일에 견과류 가루를 풀어 만든다. 피터는 맛이 아주 좋다며 극찬을 했다. 오색과 오미를 통해 맛과 영양을 담아내는 아름다운 예술작품들이 차례대로 테이블에 선보여질 때마다 그는 감탄을 했다. 비록 자세는 불편했어도 입과 눈은 황홀했을 것이다. 그에게 잊을 수 없는 추억 한 가지를 선물로 주려는 의도가 제대로 들어맞은 것 같아 그제야 안도감이 들었다. 후식으로 나온 과일칩은 시각적으로도 즐거움을 주었다. 정제설탕을 사용하는 대신 과일 본래의 단맛을 살리는 자연 요리의 식감에 대해서 이야기했다. 한국 전통 식단에서는 정제염이나 정제설탕을 사용하는 대신 천연 재료의 영양을 살리는 약념藥念을 만들어 썼다는 이야기도 해주었다.

피터는 놀라운 이야기를 꺼냈다. 평소에 일본 요리를 좋아해서 일본 여행을 자주 다니는데, 그때 익힌 기술로 최근에는 일본 요리책을 내기도 했다는 것이다. 그는 서양의 기름진 육식 요리보다 담백하면서도 내면의 평안을 느끼게 해주는 젠스타일Zen Style을 좋아한다며 오늘의 요리가 자기 취향에 맞는다고 했다. 채식을 좋아해서 뉴욕에 있는 유명한 채식 식당 '러빙헛'을 방문한 적이 있다는 이야기도 해주었다. 콩으로 만든 햄과 야채로 만든 해물 요리가 정말 놀라웠다고. 그는 또 채식으로 식사를 하면 속이 편하고 몸이 가벼워지는 느낌이 들어 좋다며 평소에도 담백한 맛과 단순한 요리법을 사랑한다고 했다. 그런 의미에서 오늘의 식사가 정말 마음에 든다는 말도 덧붙였다.

채식은 육식의 반대에 있는 것이 아니며, 단순히 고기를 먹지 않는다는 의미가 아니다. 채식은 자연과 소통하는, 생명을 담은 음식을 섭취하는 행위이다. 신선한 재료들을 자연의 상태에 가깝게 조리해 천연의 식감 그대로를 살려 평화로운 분위기로 식사하는 것. 우리가 채식을 사랑하는 이유는 이러한 아름다운 교감을 주기 때문이 아니던가? 국적도 다르고, 살아온 문화도 다른 사람들이 만났지만 음식이 우리 몸에 들어와 어떤 느낌을 주는지에 대해서는 공감하는 것이 어렵지 않았다. 좋아하는 사람들과 맛있는 음식을 먹는 것만큼 행복한 일이 또 있을까?

식사 후에는 인사동 거리를 걸으며 한국의 전통 다기와 차 문화에 대해서 이야기를 나누었다. 세 명의 천재와 함께 했던 점심식사는 향기로운 음식처럼 기억에 남아 있다. 그와 인사를 나누고 돌아오면서 식사 시간 내내 불편한 자세 때문에 안절부절못해하던 피터 앞에서 내가 너무 많은 이야기를 했던 건 아닌지 미안해졌다. 못 말리는 기린샘을 그날 피터도 아마 눈치챘을 것이다.

한 달에 네 번
단식하는 다다슈바

잘 알려져 있듯 단식은 몸과 마음을 정화하는 식이요법이다. 사람들은 지병을 치료하기 위해 또는 체중 감량을 위해 단식을 한다. 그러나 단식을 생활의 일부분으로 받아들여 정기적으로 하는 사람들도 있다. 매달 정기적으로 네 번씩, 밥은 물론 물조차 입에 대지 않는 나의 절친 다다슈바가 그중 한 사람이다.

다다슈바 친타난다Shubacintananda Dada는 남인도에서 태어나 인도철학을 전공한 인도 사람이다. 그는 40년 전 슈리 슈리 아난다무르티Shrii shrii Anandamurti라는 스승을 만나 아난다마르가Anandamarga라는 수행단체로 출가한 후 전 세계를 돌아다니며 명상과 요가, 인도 전통 음악을 가르쳐왔다. 나는 스무 살 무렵, 우연히 명상단체 아난다마르가에 놀러 갔었다. 그때 그들과 함께 한 아름다운 키르탄(Kirtan, 노래를 부르며 하는 명상)에 매료되어 한동안 그 노래를 읊조렸던 기억이 있다. 그 후 한참의 시간이 흘러 2007년 국회에서 열린 한 행사에 공연자로 초청되었던 다다슈바를 만났다. 내게 국회 행사장으로 들어가는 길을 물었던 다다슈바와 동행했던 다다 칫따란잔아난다 Cittarainjanananda Dada(고철기) 님과의 인연은 그 이후로 지속되었다. 특히 다다슈바와 나는 첫날부터 수다스럽게 이야기를 나누면서 친해졌다. 행사가 끝나고 함께 지하철을 탔는데 내리는 걸 깜빡할 정도로 흥미로운 이야기가 오갔었다. 그날 지하철만 두 시간 반 정도 탔던 기억이 난다. 비록 20년의 나이 차가 있지만, 또 인도식 영어와 콩글리쉬로 나눈 대화였지만 우리는 틀림없이 절친이었다. 그는 내 강연장을 자주 찾아온다. 한국말을 거의 못 알아듣는데도 내가 강연을 마치고 나면 언제나 만면에 미소를 띤 채 합장으로 인사를 해준다.

한번은 문화공간 숨도에서 채식 강연을 하게 되었다. 겨울에 러시아의 바이칼호수로 기차명상여행을 다녀온 다다슈바가 오랜만에 강의를 들으러 온다는 연락이 왔다. 강의 시간 두 시간 전쯤 만나 여행 소식과 그간의 안부를 물었다. 다다슈바는 최근 9일째 단식 중이라고 했다. 그는 보통 한 달에 네 번 단식을 한다. 그런데 이번에는 9일씩이나 단식을 한다니, 그 이유가 뭔지 물었다. 그는 평소대로 단식을 이틀간 하다가 새로운 입문자들에게 단식하는 방법을 알려주기 위해서 이틀, 아난다마르가의 특별 행사를 기념해 이틀, 또 새로운 친구와 함께 며칠 더 하는 중이라고 이야기했다. 9일째 단식을 하는 그의 모습에서는 별다른 변화를 발견할 수 없었다. 수년간 그를 보아왔기에 그가 단식하는 모습은 매우 익숙했지만, 9일 간의 단식은 처음 있는 일이었다.

3일 이상 단식을 하는 사람들은 대부분 특정 장소에 칩거하면서 외부와 단절하고 요가나 명상, 체조 등을 하면서 내면으로 에너지를 집중하는 데 힘쓴다. 그러나 그는 평상시와 다름없이 온갖 매연과 소음, 다양한 사람들을 만나고, 심지어는 내 강연장까지 찾아와 알아듣지도 못하는 지루한 한국말 강연을 두 시간씩이나 듣고 있었다. 그의 그러한 행동은 예사롭게 느껴지지 않았다.

"Are you OK?"

단식하는 날, 그가 명상센터에서 두 시간 반이나 걸리는 인천의 한약국까지 찾아올 때마다 나는 늘 이렇게 묻는다. 연세가 있으시니 건강을 좀 더 챙기라는 잔소리도 잊지 않는다. 그럴 때마다 그는 내게 대답한다.

"No problem!"

그러면서 단식 중에 명상을 하면 평소보다 더 깊은 지복감에 잠길 수 있기 때문에 컨디션이 오히려 더 좋아진다는 말도 덧붙인다. 그런 날 다다슈바와 함께 잠시 명상을 하거나 음악을 듣는 시간을 나도 좋아한다. 그는 내가 조금 지쳐 있다 싶을 때는 나지막한 목소리로 영가靈歌를 불러주는데, 그중에는 산스크리트어로 된 신비로운 노래들도 있다. 어떤 경우에는 무거운 악기를 들고 와서 연주를 해주기도 하고, 여행에서 돌아와 날 위한 선물들을 배낭에 가득 담고 산타할아버지처럼 등장하기도 한다. 그 무거운 짐을 들고 지하철과 버스를 타는 다다슈바. 그의 존재 자체가 경이롭다.

공기가 좋고 복잡하지 않았던 옛날에는 한 달 이상씩 단식을 하는 사람들이 많았다고 한다. 그런데 오늘날 각종 독소와 소음이 넘쳐나는 환경 속에서 장기간의 단식은 쉽지 않다. 단식을 하는 기간에는 훨씬 몸이 예민하게 되므로 평소보다 독소에 대한 감수성이 곤두서기 때문이다. 그래서 하루나 이틀 동안의 미니단식이 삶의 균형감을 깨지 않고서도 안전하게 시도해볼 만한 방법이 될 수 있다.

보통 그믐 3일 전과 보름 3일 전이 달의 인력이 지구의 물에 큰 영향을 끼치는 날로 이때 단식을 하기 좋다. 인체의 70%가 물로 구성된 우리의 몸이 달의 인력에 반응하는 것은 너무나 당연하다. 여자들의 생리주기를 보아도 알 수 있듯이 말이다. 그믐과 보름날에는 달의 인력이 인체 내의 수분을 두뇌 쪽으로 끌어당기게 되어 뇌압이 상승하므로 불안, 초조, 긴장, 분노 등의 감정적 이상 현상이 나타나고, 신체적으로도 평상시와는 다른 컨디션이 되기 쉽다. 영국의 과학자들은 신체의 전자기장이 이 시기에 갑자기 변하는데, 특히 배꼽과 뇌의 전자기 진동에 커다란 전위차를 발생시킨다고 밝혔다. 그래서 이 시기에 단식을 하면 두뇌에 과도하게 쏠리는 수분이 위장과 내장으로 몰리게 되어 뇌압을 낮출 수 있다는 것이다. 그래서 일부의 명상 요가 수행자들은 이 시기에 정기적인 단식을 통해 심신을 단련시켜왔다.

최상의 단식법은 물조차 먹지 않는 것이지만, 처음부터 시도하기에는 무리가 많다. 처음 단식을 하는 사람들이라면 욕심을 부리지 말고 가볍게 과일이나 효소를 먹어주면 좋다. 물을 자주 마셔주는 것도 독소 배출을 위해 도움이 될 수 있다. 체력이 극도로 허약한 사람이나 위장 점막에 궤양이 있는 사람은 단식을 하는 것이 어려울 수 있다. 어린이나 임산부, 수유부, 노약자와 더불어 이런 사람들은 차라리 현미죽이나 야채과일죽 등의 부드러운 유동식을 먹으면서 소화 기능에 부담을 주지 않는 식이요법을 시도하는 것이 좋다. 보통 체력을 가지고 있으면서 위궤양이나 십이지장궤양 등의 질환이 없는 사람이라면 짧은 기간의 단식을 정기적으로 시행하면 평생 약 없이 병원에 가지 않고 건강을 유지할 수 있다. 몸의 자연치유력이 자연의 리듬대로 작용하기 때문이다.

단식할 때 못지않게 준비식과 보식도 주의를 기울여야 한다. 단식 전날 과식이나 과음, 과도한 스트레스를 받지 않도록 하고, 가능하면 소화가 잘되는 음식을 부드럽게 조리해 적당량 먹고 안정을 취하는 것이 좋다. 보통 준비식으로는 죽을 먹는다. 단식을 푸는 방법도 중요하다. 단식 기간 동안 몸과 마음이 깊이 휴식하면서 독소를 배출하게 되므로 갑자기 과식을 하거나 위에 부담을 주는 자극적인 음식을 먹는 것은 단식의 효과를 경감시킬 뿐만 아니라 오히려 역효과를 나게 할 수 있기 때문이다. 단식이 끝난 다음 날 아침에는 한두 컵의 레몬주스에 충분한 양의 천일염이나 죽염을 타서 마시면 몸속의 산을 중화시키고 점액을 묽게 해 배설 작용을 돕는다. 레몬주스를 마신 후에는 잘 익은 바나나를 먹으면 좋다. 바나나의 섬유질이 장 점막의 독소를 흡수하거나 중화시켜 배출되도록 돕기 때문이다. 또한 소화기 점막을 부드럽게 감싸주어 소화를 돕는 작용을 한다. 바나나를 먹은 후 반 시간 정도 지난 다음 아침식사를 하면 좋다. 아침식사로는 수분을 많이 함유한 과일과 섬유질이 풍부한 푸른 잎채소가 좋다. 단식이 끝난 다음 날에는 피부의 땀구멍으로 노폐물과 독소가 많이 배출되므로 잘 씻어내도록 한다.

아침식사를 영어로 Breakfast라고 하는데, 이 뜻은 저녁식사 후 밤 시간 동안의 짧은 단식(fast는 단식하다의 의미)을 멈춘다(break)는 의미에서 왔다. 그러고 보면 우리는 매일매일 미니단식을 하고 있는 셈이다. 그렇다면 단식 전의 저녁식사는 준비식으로, 단식 후의 아침식사는 보식으로 생각해볼 수 있다. 가볍고 소화가 잘되는 과일과 잎채소 위주의 부드러운 아침식사를 하고, 점심은 평소대로 먹고 싶은 음식을 즐겁게 먹고, 저녁에는 과식이나 과음을 하지 말고 소화가 잘되는 음식을 먹는다면 가장 이상적인 식사법이라고 볼 수 있을 것이다.

다다슈바는 그믐날과 3일 전, 보름날과 3일 전 매달 네 번의 단식을 한다. 우리도 다다슈바처럼 정기적으로 달의 주기에 맞춰 단식을 해보는 건 어떨까? 일반인이라면 한 달에 두 번, 그믐 3일 전과 보름 3일 전 단식으로 충분하다. 단, 몸이 극도로 약한 사람이거나 소화기에 궤양이 있는 사람들은 부드러운 유동식으로 진행하는 것이 좋을 것이다.

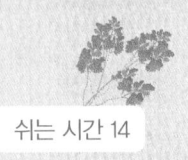

쉬는 시간 14

한 달에 두 번 단식, 언제 어떻게 하면 좋을까?

음력으로 15일, 30일이 되기 3일 전이 좋다. 여성들은 생리 기간을 중심으로 배란 3일 전과 생리 3일 전에 단식을 해보자. 자신의 생리 리듬에 따라 몸의 변화를 기록하고 주기적으로 나타나는 증상들에 대해 관심을 기울이다 보면 자신에 대해 많은 정보를 얻을 수 있다. 특히 생리불순, 생리통, 생리 전 증후군으로 고생하는 사람들이라면 많은 도움을 받을 수 있을 것이다.

하루 단식 방법

* 단식 하루 전 준비식
부드러운 유동식, 과일, 견과류 조금

* 단식일
아무것도 먹지 않는 방법 또는 효소와 주스를 먹는 방법 중 하나를 선택해 자신에게 맞는 방법으로 진행한다. 몸이 냉한 사람이라면 배를 따뜻하게 해주고, 가벼운 운동과 요가를 병행한다. 변비에 걸리지 않도록 물을 2L 이상 충분히 마셔준다.

* 단식이 끝난 다음 날 보식
레몬 한 개에 물1L, 소금 한 수저를 넣은 주스를 만들어 공복에 마신 후 배변을 한다. 30분 이상 지난 후 죽이나 수프 같은 부드러운 유동식 또는 과일과 녹색 잎채소 등을 갈아 마시면 좋다. 폭식이나 과식은 금물이고, 자극적인 양념, 밀가루 음식, 육식도 삼가는 게 좋다.

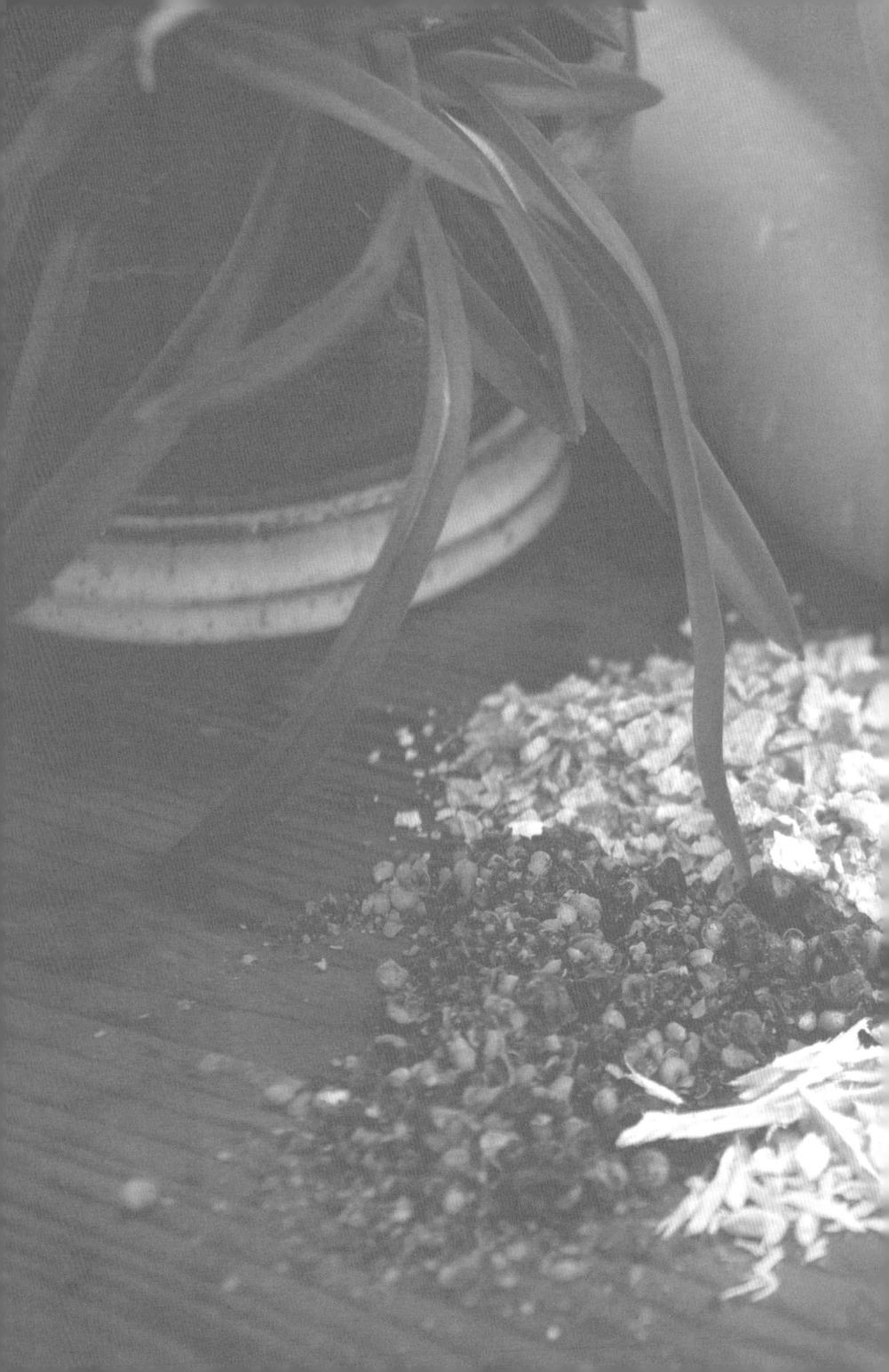

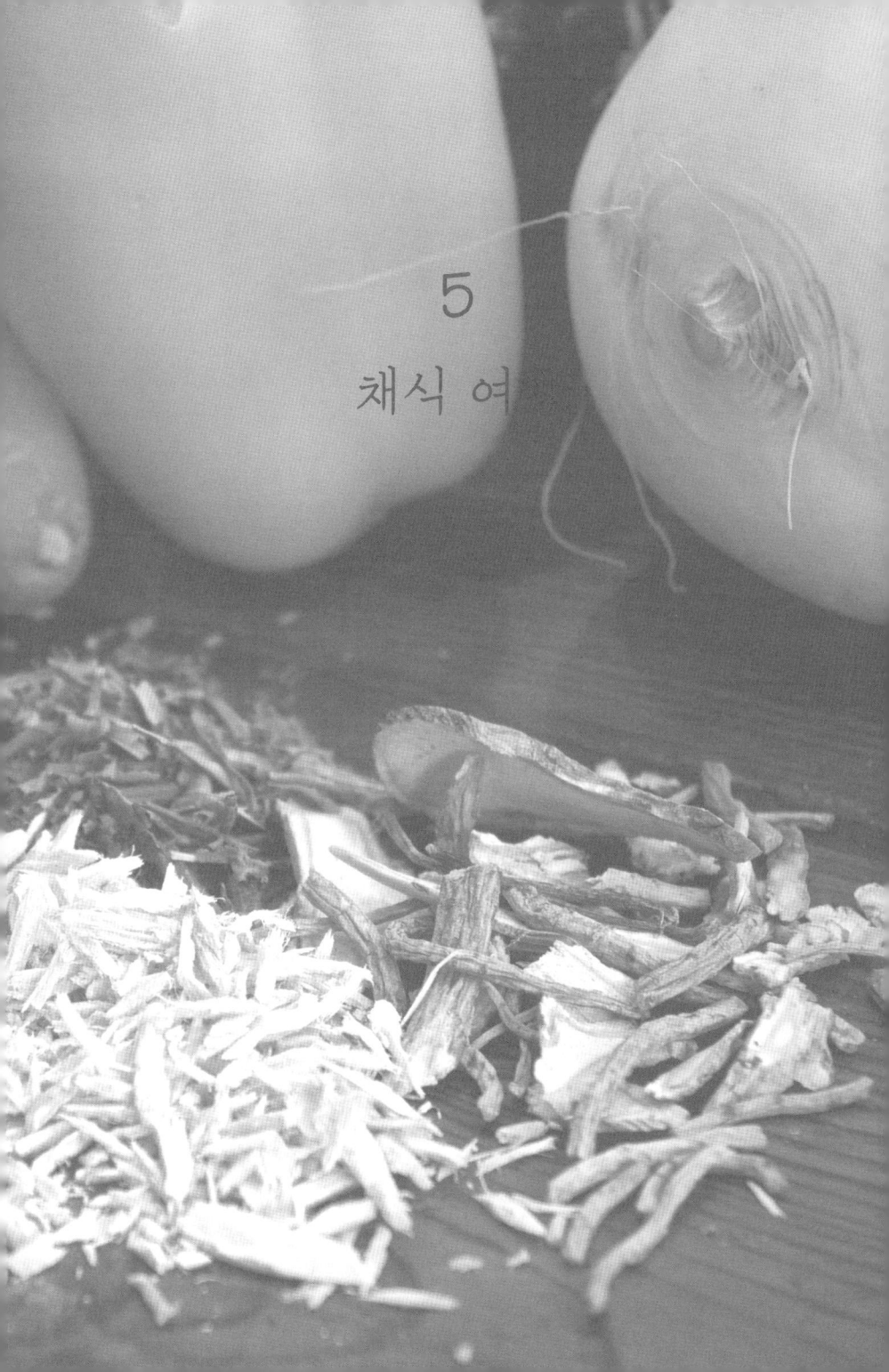

5
채식 여행

마우리아 박사의 오토바이

몇 년 전, 인도의 리시케시Rishikesh라는 도시를 여행한 적이 있다. 그곳은 전 세계에서 명상과 요가에 관심 있는 사람들이라면 누구나 한 번쯤 방문해보고 싶어 하는 영적 수행의 도시로 유명하다. 리시케시는 도시 중앙을 가로지르는 강을 중심으로 크게 두 부분으로 나누어지는데, 강 상류에는 여행자들을 위한 민박집이나 그 지역 주민들의 주거지가 있고, 강 하류에는 명상 수행자들을 위한 아쉬람, 요가센터, 아유르베다Ayurveda 클리닉과 이들의 방문을 통해 생계를 유지하는 상인들의 공간이 자리 잡고 있다.

리시케시에서 가장 큰 아쉬람은 파르마르트 니케탄 아쉬람Parmarth Niketan Ashram이라는 곳으로, 세계요가대회를 개최할 만큼 규모가 크고 유명해서 늘 전 세계에서 방문객이 끊이지 않는다. 이곳은 인터넷으로 예약을 받아 체류 일정과 숙소를 배정받는다. 명상을 하면서 몇 개월 동안 수행에만 전념하고 싶은 사람은 숙소와 명상

프로그램 중 자신에게 맞는 것을 선택해 신청하면 된다. 좀 더 깊은 이완과 치유를 위해 치유 식단을 제공받고 싶다면 식이요법을 신청할 수도 있다. 아유르베다 전문의들로부터 특별한 관리를 받으면서 몇 개월 더 머물고 싶으면, 마음에 드는 의사를 선택해 체질에 맞는 테라피와 식이요법 등을 통해 관리를 받을 수도 있다. 인도가 고향인 다다슈바의 소개로 나는 이 아쉬람에서 운영하는 아유르베다 클리닉의 원장 문니 랄 마우리아 Munni Lal Maurya 박사의 집에 머물기로 되어 있었다.

델리에서 출발해 타지마할이 있는 아그라, 은둔자의 마을이라 불리는 오르차를 거쳐 바라나시에서 자유의 바람을 만끽하다가 히말라야의 관문에 놓여 있는 명상의 도시, 리시케시에 들어섰다. 무거운 배낭여행과 2등석 완행열차로 가는 장거리 여행 동안 불편한 식사를 한 탓인지 리시케시에 들어서자마자 설사를 하기 시작했다.

사연인즉슨 이렇다. 인도는 공장식 축산 방식으로 소를 사육하지 않기 때문에 자연 방식으로 우유를 얻는다. 나는 이 사실을 알고 적이 안심이 되었다. 여행자가 들를 수 있는 레스토랑에는 채식인들을 위한 메뉴들이 많았지만, 대부분 기 Ghee라고 부르는 우유버터와 파니르 Paneer라는 자연식 치즈가 들어간 요리들이었다. 채식을 하기 전 치즈가 들어간 피자와 스파게티를 아주 좋아했던 나로서는 뜻밖의 횡재를 한 듯 우유가 들어간 요리들을 먹어대기 시작했다. 배낭을 메고 게스트하우스를 전전하던 2주간의 여행과 달리 안정적인 숙소와 따뜻하게 맞이해주는 지인들이 있다는 사실만으로도 긴장이 풀린 듯했다. 그 때문인지 그동안 몸에 일어난 변화들을 점검하는 의미에서 설사가 났던 것 같다.

평소대로라면 음식을 끊고 한두 끼 소화 기능을 쉬어주면서 죽을 쑤어 섭생을 하며 회복했을 텐데, 한두 끼 금식을 해도 상태가 그다지 호전되지 않아 마우리아 박사에게 나의 상태에 대해 이야기했다. 그는 오늘 하루 동안의 식이요법과 처방을 안내해주었다. 그의 진료부와 처방전은 재미있게도 내가 기린한약국의 환자들에게 잔소리를 하기 위해 만들어놓은 것과 매우 유사했다. 우리는 설사라는 병증을 두고, 한의학에서 바라보는 체질론과 아유르베다의 체질론을 비교해가며 토론을 했다.

사상의학 체질론으로 보면 나는 소화 기능이 약하고 신경이 예민하며 몸이 냉한 소음 체질에 해당된다. 그래서 늘 몸을 따뜻하게 하면서 소화가 잘되는 음식을 먹고 마음을 편하게 하는 방법으로 건강관리를 하는 편이다. 반면 아유르베다의 체질론은 바타^{Vata}(공기), 피타^{Pita}(불), 카파^{Kapa}(물)의 세 가지로 나누는데, 맥진과 문진을 통해 나는 바타와 카파가 섞여 있으며 바타가 좀 더 강한 체질이라고 이야기했다. 그와 서점에 들려 아유르베다의 체질론과 음식론, 치유에 관한 책을 몇 권 추천 받아 숙소로 돌아와 읽어보니 우리의 음양오행설과 아주 흡사한 맥락이어서 이해하는 게 어렵지 않았다. 자연을 오랫동안 관찰하면서 생존을 위해 자연의 원리를 터득해온 까닭이리라. 아라비아숫자를 만들고 미적분을 발견한 인도인들의 치유학인 아유르베다는 명상과 연관되어 있어 아주 익숙하게 들어왔지만, 한방이론과 비교해가며 직접 설왕설래할 수 있는 기회를 갖게 된 것은 정말 행운이라는 생각이 들었다.

인도의 전통 의학이자 자연 치유 철학인 아유르베다 전문가인 마우리아 박사는 리시케시에서 매우 유명한 사람이었다. 그의 집은 강 상류에 있었는데, 유니버설 파운데이션Universal Foundation이라는 봉사단체와 개인 클리닉을 함께 운영하며 아주 소박한 생활방식으로 살고 있었다. 아침이 되면 그의 오토바이 뒤에 타고 강 상류에서 다리를 건너 하류에 있는 클리닉으로 출근을 했다. 맨 처음에는 조금 어색해 그의 허리 부위 셔츠를 느슨하게 잡았는데, 한참 뒤 그가 정중하게 내게 한쪽 손으로 어깨를 잡아달라는 부탁을 했다. 뒤늦게야 마우리아 박사가 인도에서 우리나라보다 훨씬 더 엄격한 남녀 예절 교육을 받아왔다는 사실을 알아차리고 조금 민망했다. 다리를 건널 때마다 리시케시 사람들이 왜 그토록 뚫어지게 우리를 쳐다봤는지도 그제야 이해할 수 있었다. 그는 인도의 전통문화와 관습이 오늘날 많이 퇴색되고 있으며 자신도 새로운 변화에 마음을 열고 적응하고 싶다고 말했지만, 수줍음 많고 엄격하기만 한 그가 변하기란 결코 쉽지 않아 보였다.

오토바이를 함께 타고 가는 동안, 그는 유기농 농장을 직접 운영하는 이야기를 들려주었다. 그러면서 아유르베다에서 처방되는 모든 생약들의 약성은 자연적인 재배방식에서 비롯된다고 강조했다. 그는 전 세계적으로 유명한 제약회사인 히말라야Hymalaya와도 교류하고 있는데, 인도의 아유르베다가 유럽이나 북미 등지에서 각광을 받을 수 있었던 까닭은 바로 순수한 재료들을 사용하는 전통적인 생산방식 때문이라고 했다. 그러면서 강의 상류에서 하류로 가는 동안 우리가 지나친 모든 나무들, 열매와 꽃 들을 아무런 가공 없이 그대로 약재로 사용할 수 있다고 했다. 1960~1970년대 한국의 시골 분위기를 연상케 할 정도로 낙후된 도시 리시케시에 이런 자연보물이 숨어 있었다니. 나는 자부심에 찬 그의 설명을 들으면서 많은 생각을 했다. 진정으로 풍요롭다는 것은 어떤 것일까?

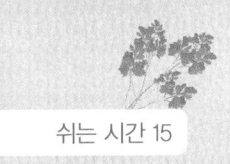

쉬는 시간 15

아유르베다란?

아유르베다Ayurveda는 '생활의 과학'이라는 뜻의 산스크리트어다. 고대 인도의 종교적 지식을 간직한 베다 경전이 의학적 체계를 갖추면서 아유르베다라는 학문으로 자리 잡았다. 인간을 대우주로부터 파생된 소우주로 보고, 우주와의 상호관계를 통해서 변화에 적절하게 대응해 건전한 삶을 이루는 방법을 기본적인 가르침으로 하고 있다. 아유르베다에서는 건강을 '건강한 몸과 마음'이라고 정의한다. 그래서 몸, 정신, 영혼은 건강을 유지하기 위한 요소로서 그 중요성이 동일하다. 아유르베다는 단지 약만을 쓰는 과학이 아니다. 일상의 규칙성과 계절적 식이요법을 통해 육체적, 정신적 건강을 얻을 수 있는 통합적 지식이며, 성현들의 가슴을 통해 직관적으로 받아들여진 지혜가 체계화된 학문이다.

비 오는 날의 아쉬람

리시케시에 도착해 한 며칠 설사 증세로 속을 비우는 동안 장맛비가 내렸다. 비가 내리는 것은 정화를 의미한다고 마우리아 박사가 말했다. 몸 안에서도 비, 몸 밖에서도 비. 내가 할 수 있는 일은 명상밖에 없었다. 이곳저곳의 아쉬람들을 배회하며 몸 안팎에서 버려야 할 것들을 비워내는 동안 알 수 없는 평안이 깊은 곳에서 감돌았다. 그러고 나자 몸이 아주 편안해졌다.

하루는 빗속에서 마음을 풀어놓고 걸으며 발길이 닿는 대로 한 아쉬람으로 들어갔다. 마침 저녁명상 시간이었다. 사람들이 모여 명상을 하고 있는 홀에 들어가 나도 조용히 눈을 감고 명상에 들었다. 마치 오랫동안 이 홀에서 명상을 해온 사람처럼 편안하고 익숙한 기분이 들었다. 얼마의 시간이 흘렀을까? 눈을 떠보니 다들 떠나고 나만 혼자 남아 있는 게 아닌가! 돌아가려고 몸을 일으키는데 오렌지색 옷의 사두^{Sadhu}(출가승) 복장을 한 노인이 다가왔다. 그는 물

끄러미 내 눈을 깊이 응시하며 아주 자애로운 표정으로 얼굴을 어루만지더니, 밥을 먹었느냐고 물었다. 아주 평안한 얼굴이었다. 명상의 상태에서 덜 깨어났던지라 나를 지그시 바라보는 그의 미소와 눈빛이 마치 아주 깊은 영적 체험을 할 때 느껴지는 지복감처럼 감미로웠다. 아무도 없는 큰 명상 홀에 덩그러니 남겨진 고요함과 마치 꿈을 꾸고 있는 듯한 미묘한 만남에 잠시 몽롱해졌다. 그는 나의 손을 잡더니 신발 신는 곳까지 배웅해주면서 합장으로 인사를 해주었다. 가슴 깊은 곳에서 평안한 파동이 잔잔하게 울려퍼져 여운으로 남는 듯 했다. 명상을 마치고 나오는 길에 비는 그쳐 있었다. 비 갠 오후 상큼한 공기에 한가로운 마음이 더해져 차분한 발걸음으로 산책을 하다가 아쉬람 중앙에 서 있는 돌탑을 바라보았다. 거기에는 이렇게 쓰여 있었다.

"Serve, Love, Meditate, Realize!"

봉사하라 사랑하라 명상하라 실현하라! 마치 만트라를 암송하듯 영어로, 한글로 몇 번인가를 중얼거리며 숙소로 돌아왔다.

아쉬람에서 생활하는 사람들의 일상은 양지바른 곳에 누워 졸고 있는 강아지처럼 평화롭다. 그러다가도 한번 말이 터지면 우주와 생명원리를 논리적으로 설명해낸다. 철학을 갖고 살아가는 사람들에게서 느껴지는 자존감과 당당한 삶의 태도가 놀랍기만 하다. 그들은 전통 의상이나 오렌지색 수행복을 입고 다니고, 천성적으로 게으른 평화주의자들처럼 느긋한 생활방식 속에서 살아가고 있었다. 버스는 말할 것도 없고 제대로 된 도로조차 없는 시골, 세계 각국으로부터 몰려든 수행자들이 눈을 반쯤 감은 채로 신발도 신지 않고 소들과 섞여 걷거나 앉고 누워 있는 모습들이 시야를 꽉 채우는 곳…… 나는 그제야 왜 전 세계인들이 이곳에 몰려드는지 그 이유를 깨달을 수 있었다. 설명이 필요 없는 이완된 자유로움, 그리고 자연의 상태 그대로 내버려둔 동물들과 사람들, 아무도 재촉하지 않는 늘어진 시간들, 도시 곳곳에서 들려오는 찬불과 기도 소리, 익숙해진 향냄새, 인도 전통 음악 소리와 만트라 소리…… 정녕 사람들은 이곳에서 자유와 평화를 얻고, 진정한 안식을 체험할 수밖에 없었던 것이다.

마우리아 박사는 속이 좋지 않은 내게 좋을 것이라며, 나를 전통 아유르베다 치유식 레스토랑인 아유르팍$^{Ayur\ Pak}$으로 안내했다. 인테리어 분위기도 마음에 들었지만, 무엇보다 좋았던 것은 텃밭에서 직접 재배한 향신료와 식재료 들을 이용해 즉석에서 체질에 맞는 음식을 만들어준다는 점이었다. 주인 내외는 3대째 아유르베다 치유식을 만들어오고 있었는데, 직업에 대한 긍지와 자부심 넘치는 모습이 인상적이었다. 그들은 나의 상태를 묻고 얼굴색을 살피더니 잠시 기다리면서 휴식하라는 말과 함께 사라졌다.

그로부터 30분쯤 뒤 테라스에 자리 잡은 테이블에 요리가 등장했다. 노란색 강황가루를 넣은 죽 같았다. 안주인은 그것이 어떤 요리인지에 대해 자세히 설명해주었다. 우선 여행으로 기운이 많이 떨어져 있는 나를 위해 에너지를 보충해주는 오일과 콩, 쌀을 소화되기 쉬운 상태로 조리했다고 했다. 그리고 밭에서 직접 채취한 허브들로 맛과 향을 내고, 설사에 좋은 생강과 계피를 넣어 장을 따뜻하게 했다고 설명해주었다. 마침 어스름이 깔려 오고, 앞에 보이는 히말라야 산 중턱에 걸쳐진 구름도 희미해지고 있었다. 살랑살랑 바람이 부는 평안한 이국의 저녁, 등나무 아래 멋스럽게 자리 잡은 테이블에 놓인 노란색 요리, 여기에 힌두 식 영어를 쓰는 수다스러운 안주인의 설명이 더해지자 내가 세상에서 가장 행복한 사람이 된 것 같았다. 나는 주인에게 여기 머물 수 있느냐고 물었다. 며칠만이라도 이 행복한 감정 속에 잠겨 있고 싶은 강한 충동을 거부할 수 없었다.

아유르팍의 요리 수업

혹시 숙박하면서 식사를 할 수 있느냐고 물었더니 장기 투숙객만 받는다는 대답이 돌아왔다. 한 달 이상 머물면서 명상과 치유를 하는 외국인들이 미리 예약을 하고 방문한다는 것이었다. 주인 내외는 그들에게 내어주는 공간을 보여주었다. 방에는 마야 풍의 고풍스러운 가구들이 무게감 있게 자리 잡고 있었고, 창문으로 멀리 히말라야가 보였다.

아름다운 이 방에 머물고 싶다는 나의 바람은 그 순간, '반드시' 머물러야겠다는 다짐이 돼버렸다. 하지만 내 여행 일정은 일주일밖에 남지 않은 상태였다. 주인 내외를 설득하는 수밖에 없었다. 아유르베다 치유식에 감명받은 사람으로서 한국에 돌아가면 반드시 이 아름다운 문화를 널리 알리겠으니 며칠만 이 방에 머물게 해달라고 거듭 간청했다. 그렇게 겨우 허락을 받아냈고, 뛸 듯이 기뻤다. 게다가 안주인은 내가 한약사라고 하자 요리 수업을 받아보지 않겠느냐고 제안을 했다. 요즘이 비수기라 한가하니 특별 과외를 해주겠다는 것이었다.

여러모로 인연이 좋구나 싶어 주인의 맘이 바뀌기 전에 서둘러 마우리아 박사의 집에서 아유르팍으로 이사를 했다. 이사한 날 저녁부터 다음 날까지는 주인이 요리해준 키처리를 치유식 삼아 식사를 했다. 키처리는 길고 찰기가 없는 인도 쌀과 콩의 일종인 달^{daal}을 넣어 만든 죽 요리로, 보통 수행자들의 명상 치유식으로 애용된다.

인도에서는 비가 하염없이 내리는 우기 때 키처리를 많이 먹는데, 환경에 따라 소화기의 상태가 달라지는 것을 고려한 것이다. 주로 겨울에는 영양이 농축된 식사가 좋고, 여름에는 가능하면 주스나 유동식 등의 부드러운 형태가 소화에 부담이 적어 애용된다. 장마철에는 무겁지도 가볍지도 않은 중간 형태의 영양을 섭취하면서 채식을 하는 게 도움이 된다.

오후에는 안주인과 둘이서 요리 수업을 시작했다. 열정으로 똘똘 뭉친 나의 선생님 수르비^{Surbhi}는 질문할 시간도 주지 않고 일사천리로 수업을 진행했다. 그녀는 음식철학을 매우 강조했다. 음식이란 단지 입으로만 먹는 게 아니라 마음으로 눈으로 코로 귀로 함께 먹는 것이기 때문에, 음식을 만드는 사람의 태도와 음식 먹는 장소의 분위기, 시간, 날씨, 그리고 재료의 순수성, 서두르지 않고 천천히 음식을 먹는 자세 등 많은 것들이 고려되어야 한다는 것이었다. 아유르팍에서는 텃밭에서 직접 향신료를 캐거나 뜯어와 신선한 상태로 요리에 넣는데, 재료의 신선함과 순수성을 지키기 위해서일 것이다. 또한 그녀는 음식을 만들 때 서두르면 안 된다고 강조했다. 음식을 만드는 과정에서 나는 소리, 냄새만으로도 이미 식사하는 사람을 기다리게 하는 치유 효과가 있다는 것이다. 기다리는 동안 소화기 점막에서는 효소가 분비되고 머릿속으로는 상상을 하며 입에는 침이 고이는 시간이 필요하다는 뜻이다.

아유르팍의 주방을 정복한 나는 수르비 선생님이 낮잠을 자는 동안에도 혼자 향신료를 다듬거나 달을 볶으며 신이 났다. 손님이 물을 달라고 하면 내가 주인인 양, 물을 따라주는 기분은 뭔가 근사했다. 주방 뒤쪽에는 온갖 곡류와 콩류, 피클 들이 유리병에 담겨 진열되어 있는 작은 창고가 있었다. 우리나라 시골 풍경과 크게 다르지 않았다. 주방문을 열면 작은 텃밭으로 바로 연결되는데, 각종 향신료들을 직접 가꾸어 요리 재료로 쓰고 있었다. 집 구석구석에 자연의 향기가 감돌았다. 장기간 머물고 있는 투숙객들의 분위기도 여느 게스트하우스와는 달랐다. 혼자 테라스로 나와 명상에 잠기거나 텃밭을 거닐며 산책을 하는 모습을 보며, 저절로 평안해짐을 느낄 수 있는 저녁이었다. 리시케시의 하늘이 비가 왔다 맑았다를 반복하는 동안 어느새 설사는 그치고 아유르팍 식구들과는 정이 들었다.

인도 사람들의 정서는 무언가 한국 사람들과 닮아 있다. 조금만 친해져도 모든 것을 다 줄 것처럼 정이 흠뻑 들어버리는 끈끈한 무언가가 있다고나 할까. 시간이 짧아 못내 아쉬웠지만, 내내 잊을 수 없는 추억을 만드는 데는 이 정도가 오히려 더 좋다고 스스로를 위로했다.

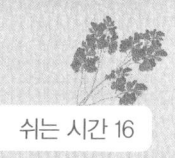

쉬는 시간 16

인도의 채식 식단

인도인들의 주식은 차파티Chapati 또는 로티Roti라는 이름의 밀빵과 밥이다. 북서지방에서는 주로 밀빵이, 남부와 동부에서는 쌀이 이용된다. 이와 함께 콩이 주재료로 사용되는데 우라드 마수르, 아르하르, 쩌나 등의 콩으로 만든 수프인 달Dal을 주로 먹는다. 우리나라처럼 곡류와 두류를 함께 섭취해 단백질의 효율이 높은 주식의 식단 구성이 특징이다.

여기에 국물이 있는 야채 반찬인 타르카리Tarkari, 푸른 잎의 마른 채소 반찬, 무, 양파, 토마토, 당근, 오이를 썰어 넣은 샐러드, 토마토, 시금치 등을 갈아 코코넛, 타마린드, 땅콩 같은 견과류와 레몬즙을 섞어 만든 신선한 소스 처트니Chutny, 고추나 망고, 레몬 등을 피클 형태로 만든 야채를 통해 비타민을 보충한다.

거리의 구도자들이 먹는 음식

인도에는 어느 곳에나 거리의 수행자들이 즐비하다. 특히 리시케시에는 오렌지색 옷을 입은 사두들이 전 세계로부터 모여들어 강가에 텐트를 치고 명상을 즐긴다. 오렌지색은 인도 전통 속에서 수행자들을 의미하는 영적인 색으로 봉사와 헌신을 상징한다. 오래된 사원에 가면 오렌지색 옷을 입거나 거의 아무것도 걸치지 않은 사람들이 찬불과 예불을 드리기 위해 줄을 서 있다. 시장 한복판에서도, 작은 골목 어귀에서도 향냄새와 찬불 소리는 끊이지 않는다.

이들은 거리에서 잠들거나 텐트 생활을 하고, 간소한 음식으로 끼니를 때운다. 이들이 주로 먹는 음식은 차파티이다. 삼삼오오 모여 사원에 예배를 드린 후 땅바닥에 둘러앉아 차파티를 먹거나 굽는다. 차파티란 통밀로 만든 얇은 빵인데 주로 날이 더운 북쪽과 서쪽 지역 사람들의 주식이다. 따뜻한 남쪽과 동쪽 지방에서는 이들리^{Idly}나 도사^{Dosa}라 불리는 쌀 요리를 주로 먹는다. 한국에 있는 인도 식당에서는 차파티보다는 조금 도톰한 로티 혹은 난Naan이라 불리는 화덕에 구운 빵 메뉴가 많은데 이들은 흰 밀가루로 만든 것이라 차파티만큼 고소하지는 않다.

거리의 수행자들이 차파티와 함께 마시는 게 있다. 바로 차이Chai라 불리는 인도 차다. 보통 홍차에 여러 가지 향신 성분의 허브와 우유를 따끈하게 데워 섞고 취향에 따라 설탕을 넣기도 한다. 인도 요리에서 우유가 차지하는 비중은 생각보다 높다. 음식이 육체적, 정신적, 영적 건강에 지대한 영향을 미친다고 생각하는 아유르베다 전통 속에서 우유는 가장 성스러운 음식 중 하나로 간주되고 있다. 인도 사람들은 종교적으로 소를 신성시하는 전통이 있기 때문이다.

그들은 암소로부터 얻는 우유, 다히Dahi(발효시킨 요구르트), 응유, 기(우유버터), 암소 오줌, 암소 똥 등의 여섯 가지가 탁한 것을 정화시키는 작용을 한다고 믿고 있다. 우유, 치즈, 요구르트 등의 유제품은 수행자들의 음식으로 분류되어 있다. 마늘, 양파와 같은 강한 향신료, 커피, 차, 강한 식초, 초콜릿, 알코올 등은 자극적인 음식이라 해 적게 먹도록 하고 육류, 난류, 생선 등을 금기하는 것이 요가 수행자들의 식단이다.

한국에 있는 인도 수행 단체들을 방문했을 때, 수행자들이 라씨Lassi라는 요구르트나 파니르라 부르는 치즈를 먹는 모습을 종종 봐왔지만 입에 대지는 않았었다. 하지만 아유르베다의 음식철학과 기Ghee(인도에서 사용하는 정제버터)로 만든 요리들을 직접 맛보고 나니, 공장식 축산 방식으로 사육된 소들에게서 착취한 우유가 아니라면 함께 즐겨도 좋겠다는 생각이 들었다. 특히 치즈 제조 방법이 마음에 들었다.

보통 시중에서 파는 치즈들은 소의 위 점막에서 추출한 '레닛rennet'이라는 성분을 통해 응고를 시키는데 인도 치즈인 파니르는 우유에 레몬즙을 넣어 걸쭉해질 때까지 끓여 만들기 때문에 맛이 더 부드럽고 담백하다. 공장식으로 길러진 소들의 위장은 사료와 항생제들로 대부분 건강하지 못한 상태이다. 거친 곡물을 소화시키려면 위 점막에 상처도 많이 날 것이고, 극도로 긴장된 상태로 소화를 시켜야 하기 때문이다. 게다가 과도하게 투여되는 성장호르몬은 유즙 분비를 비정상적으로 자극해서 유선염에 걸리는 소들도 많다. 유제품 중 온실가스를 가장 많이 만들어내는 일반 치즈 대신, 파니르를 만들어 먹으면 건강에도 더욱 좋고, 탄소 배출량도 줄일 수 있으니 일석이조라는 생각이 들었다.

차파티 몇 장과 차이를 마시며 사원 순례를 하거나 오체투지를 하고 영적 삶을 살아가는 사람들을 보고 있노라면, 우리가 살아가는 삶이 얼마나 부질없이 복잡한가 하는 생각이 저절로 든다. 열심히 벌어 열심히 쓰며 사느라 병들고 늙어가는 사람들…… 결국 한 줌 재로 돌아가는 길은 마찬가지인데 말이다.

인도 사람들은 흔히 갠지스에서 태어나 갠지스로 돌아가기 위해 산다고 이야기한다. 갠지스 강가에 자리 잡은 바라나시 강가를 거닐다 보면 갠지스 강으로 찾아와 매일 목욕을 하고, 빨래를 하며 살아가는 수많은 사람들을 만날 수 있다. 그들은 그처럼 하는 이유는 단 한 가지, 신에게로 가기 위해서다. 매일 저녁마다 뿌자(예불)를 정성껏 모시고, 만트라를 외우며 하루 종일 명상에만 전념하는 삶이란 우리가 생각하는 것보다 훨씬 평화로워 보였다. 그들은 삶이 곧 예배이고, 예배에 쓰일 무언가를 장만하기 위한 것이 삶이다. 생을 마치면 갠지스에 뿌려지기 위해 화장터로 실려 온다.

인도에서는 채식의 정도가 수행의 정도를 나타내는 것이라고 이해하는 문화가 형성되어 있다. 귀족이나 승려 계급들은 엄격한 채식주의를 지키도록 교육받는 반면, 불가촉천민不可觸賤民은 소고기를 포함한 모든 고기를 먹고, 중간에 위치한 카스트들은 육식을 하더라도 소고기와 돼지고기는 금하도록 되어 있기 때문이다.

채식인의 입장에서 보면 인도 전역 어디서나 베지테리언 식사를 할 수 있다는 점에서는 인도가 정말 살기 좋은 곳이지만, 그들의 전통적인 관습이 만들어낸 왜곡된 문화의 이면을 바라볼 때는 씁쓸한 마음이 든다. 예를 들어, 소를 숭배하는 인도인들에게 불가촉천민은 동물만도 못한 존재들이다. 개가 마신 우물은 사람이 먹을 수 있지만, 불가촉천민이 마신 우물은 바로 폐쇄를 하거나 불태워버린다. 그들에게 계급적 전통이란 종교 이상의 권위를 지닌다. 채식 문화는 이러한 역사와 함께 인도인들에게 자리 잡혀 있다. 그들에게 채식을 한다는 것은 베다 경전에서 강조한 자비와 사랑의 실천이기 이전에 전통이며, 자신의 계급적 배타성을 상징하기 때문이다.

채식이 지닌 본질적인 의미는 아힘사^{Ahimsa} 사상에서 찾아볼 수 있다. 간디^{Gandhi}의 비폭력 투쟁을 통해서 전 세계로 널리 알려진 이 불살생 비폭력의 원칙은 생명을 가진 모든 것에 대해 말이나 생각, 행동을 통해 폭력을 행사하지 않는 태도를 말한다. 이러한 전통을 가장 엄격하게 지키는 종교로는 자이나교가 있다. 자이나교의 승려들은 전통적으로 출가 후 일정 기간이 지나면 거의 벌거벗은 몸에 총채를 지니고 다니면서 혹시라도 발이나 호흡을 통해 죽을 수도 있는 벌레들을 쫓고, 머리에 이가 생겨 죽는 것을 방지하기 위해 삭발을 한다.

인도에서 채식을 하는 것은 정말 쉽고 자연스럽다. 어느 식당이나 채식 메뉴가 있고, 대부분의 가정에서 차파티를 먹을 수 있기 때문이다. 최근에는 세계적인 패스트푸드 체인인 맥도날드가 인도의 수도 뉴델리에 채식 햄버거 레스토랑을 개업했다고 한다. 그만큼 인도인들은 채식을 선호한다. 도시를 거닐다 보면 내가 좋아하는 수행자들의 이름이 거리명이나 지하철 정거장 이름으로 사용되는 것도 종종 보게 된다. 가령 라마나크리슈나 역이라든지, 간디 광장 등이 그렇다. 전통이란 이렇듯 가장 소중하고 지켜야 할 것들이 생활 곳곳에서 자연스럽게 현재의 사람들과 함께 호흡하고 있는 것이다.

우리 사회의 복잡다단한 빠른 성장을 다른 나라 사람들은 부러워하기도 한다. 세계의 젊은이들은 한류 열풍으로 한국에 대한 호기심이 대단하다. 그러나 한편 우리가 가장 소중하게 생각하고 역사를 통해 자부심을 느끼며 지키고 있는 것들이 무엇인지 떠올리려 하면 많은 아쉬움이 든다. 흰 옷을 즐겨 입고, 풀뿌리를 캐어 먹으며 자연의 질서에 순응해온 우리 민족의 평화롭고 지혜로운 전통을 통해 세계인들을 감동시킬 수 있는 날이 오기를 기도해본다.

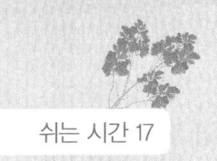

쉬는 시간 17

여행갈 때 챙겨 가면 좋은 음식들

국내여행이나 해외여행을 갈 때 여행 경비도 줄이고, 소화 기능도 돌볼 수 있는 간단한 아이템들을 준비해가자. 간단한 여행 준비로 계획적인 건강관리와 식비 지출을 할 수 있을 것이다.

지리산 둘레길이나 제주 올레길, 혹은 성곽 순례를 하거나 나만의 명상 코스를 잡아 일주일간 '나 홀로 명상 여행'을 떠나도 좋다. 명상여행을 할 때는 가능하면 침묵을 하면서 간소하게 먹거리를 해결하는 게 도움이 된다. 수다스런 동반자와 보조를 맞출 필요도 없고, 매 끼니마다 식당을 찾아다니면서 돈을 낭비하지 않아도 된다. 게다가 채식으로 준비된 먹거리들은 속을 편하게 해주어 수행에도 도움이 된다. 집중력을 키워주면서 몸의 근력을 형성해주기 때문이다. 큰 돈을 들이지 않고 몸도 정신도 가다듬을 수 있는 멋진 여행을 즐길 수 있다. 단, 아무리 간소한 음식일지라도 반드시 규칙적인 시간에 식사해야 한다는 점을 잊지 말자.

* **볶은 현미나 생현미**
현미를 잘 씻어두었다가 체에 받쳐 물기를 빼고, 팬을 달군 후 볶는다. 고소한 냄새가 나면서 노릇해진다. 겨울여행에는 볶은 현미가 속을 든

든하게 만들어준다. 치아가 약한 사람이라면 가루를 내거나 잘게 분쇄해 가지고 간다. 속열이 많고, 이도 튼튼한 사람이라면 생현미를 씻어 체에 밭쳐 말려두었다가 가져가도 좋다. 소화력에 따라 1/2~1/5 크기로 분쇄해서 가져가면 뜨거운 물만 부어도 죽처럼 먹을 수 있다. 가늘수록 소화하는 데는 부담이 없는 대신 씹는 식감이 적어 허전해지기 쉽다. 볶은 현미를 분쇄한 것에 뜨거운 물을 부으면 구수한 누룽지 맛이 나고 분쇄한 생현미에 물을 부으면 쌀죽처럼 먹을 수 있다. 죽염으로만 살짝 간을 해도 좋고 안 해도 좋다.

* **들깨된장**

된장에 들깨가루를 섞고 견과류를 작게 다져넣는다. 재래식 된장 맛이 너무 짜기만 하다면 생강가루, 표고가루와 다시마가루를 섞어 부드러운 맛을 내도 좋다. 여행지에서 된장 한두 스푼을 컵에 풀어 따뜻한 물을 부으면 즉석 된장국을 즐길 수 있다. 장을 따뜻하게 만들어주어 여행의 피로를 푸는 데도 도움이 된다.

* **생김과 다시마**

생김은 무게가 가벼워서 휴대하기 좋다. 여행지에서 입이 심심할 때 견과류를 조금 곁들여 먹으면 고소하고 기분도 위안이 된다. 다시마는 질긴 편이지만, 천천히 조금씩 씹어 먹으면 짠맛 가운데 고소한 맛을 느낄 수 있다. 김과 다시마, 견과류를 함께 먹어보자.

* **아홉 번 구운 죽염**

물이 바뀌면 설사를 하는 사람들이 있다. 겉보기엔 화려한 음식들이지만 먹고 나면 속이 미식거리고 토할 것 같은 증상이 나타나는 경우도 있다. 만일 식품위생이 의심되는 지역을 여행하거나 한여름 식중독을 걱정해야 하는 상황이라면 죽염을 미리 준비해두었다가 사용해보자. 아홉 번 구운 자죽염 알갱이를 한두 개 먹으면 뱃멀미나 오랜 버스여행 멀미에 도움이 된다. 비행기 멀미에도 물론이다. 더러운 손으로 내가 먹을 요리를 만들어주는 현지인을 발견했다면 도망가지 말고, 죽염을 먹어두자. 해독 작용과 살균 작용을 해주어 체내로 들어온 독소와 바이러스를 해결해준다. 음식의 간이 필요할 때도 좋고, 여행지에서 체력이 극도로 떨어졌을 경우에 두 알갱이 정도 서서히 녹여 먹으면 정신이 맑아지면서 편안해진다. 그 밖에도 갑자기 감기 기운이 느껴지면서 코가 맹맹하거나 기침이 날 때, 현지에서 약국이나 병원을 찾기 어려울 때 죽염을 휴대하면 몸과 마음이 든든해진다.

* 고춧가루

고추장을 휴대해도 좋지만, 무게가 제법 나가기 때문에 여행갈 때는 번거롭기도 하다. 대신 고춧가루를 조금 가져가보자. 외국 음식이 입에 안 맞을 때 뿌려 먹거나 휴대한 된장에 넣어 얼큰하게 속을 풀어주면 집 생각이 솔솔 나면서 기분이 나른해진다. 오랜 여행으로 김치 맛이 그리울 때는 그 지역에서 나는 잎채소를 사다가 소금으로 숨을 죽인 후 고춧가루와 오일을 넣어 간단한 김치를 만들어 먹을 수도 있다. 대개 어느 지역이나 소금과 오일, 생강 등은 구하기 쉬우므로 고춧가루만 곁들이면 그리운 김치를 손쉽게 맛볼 수 있다. 집에서 먹는 김치 맛과는 다른 색다른 여행지 김치 맛을 오래도록 잊지 못할지도 모른다.

에필로그

유난히도 춥고 길던 겨울이 물러간 자리에 따사로운 햇살을 품은 봄이 들어섰다. 이른 봄에 피는 생강나무 꽃을 말려 차로 마시고 냉이와 쑥을 뜯어다가 된장국을 끓이고, 씀바귀, 원추리, 민들레로 김치와 장아찌를 담글 수 있는 계절. 봄은 온 천지가 다 먹거리로 풍요롭다. 자연과 하나가 되는 삶의 방식은 그리 어려운 게 아니다. 그저 주는 대로 잘 받아먹고, 감사함을 잊지 않으면 되는 것이다. 하지만 우리는 너무 바쁘다. 주는 선물조차 받을 여유가 없어 먹거리마저도 대형 슈퍼마켓이나 인터넷으로 구입한다. 대량생산된 대량 가공품을 획일적으로 소비하느라 자신의 체질이나 취향은 염두에 두기 어렵다. 음식 맛은 어느새 양념 맛이 되어버렸고, 음식을 통해 병을 고치기는커녕 병들어가고 있다.

먹는다는 것은 본능이다. 조상들은 생존의 본능에 따라 무언가를 찾아 먹기 시작했다. 그러나 이제 우리는 인생을 즐기기 위해 쾌락의 본능에 따라 무언가를 먹는다. 하지만 맛있고 즐거운 음식이라고 해서 반드시 건강한 음식은 아니다. 더 잘 살아남기 위해 선택한 먹거리들이 인류를 온통 병들게 하는 것을 보면 말이다. 그래서 나는 맛있고 건강한 음식을 즐겁게 먹고, 삶을 행복하게 하는 방법을 화두로 삼았다. 그리고 채식만으로는 채울 수 없는 허기를 한방채식에서 찾았다. 밥도 보약, 국도 보약, 반찬도 보약이 되는 밥상을 차렸던 우리 조상들의 지혜로부터 해답을 얻은 것이다. 자연과 소통하는 삶의 방식 속에서 우리 몸은 그저 자연의 일부이자 자연 그 자체이다. 채식을 선택하면서 바뀐 삶의 방식과 여기에서 생긴 새로운 일들을 통해 먹는다는 것이 우리를 얼마나 변화시키는지 독자 여러분들과 함께 여행하듯이 보여드리고 싶었다. 또한 건강한 먹거리는 단지 몸의 지병만 고치는 것이 아니라, 한 사람의 인생을 자연의 질서와 더불어 살아가도록 바꿀 수 있다는 점을 이야기하고 싶었다.

나는 이 여행을 통해 혼자만의 채식에서 벗어나 세상과 연결된 다리를 만난 기분이 든다. 그 다리로 지나는 사람들도 나와 같은 감동을 느끼게 되길 기도한다. 그리고 그 작은 감동들이 서로를 따뜻하게 응원해주기를 바란다. 채식은 내 인생에서 받은 가장 좋은 선물 중 하나이다.

기린 손 모음

기린과 함께하는
한방채식 여행

1판 1쇄 찍음 | 2013년 4월 30일
1판 1쇄 펴냄 | 2013년 5월 10일

지은이 이현주

펴낸이 송영만
디자인 자문 최웅림
펴낸곳 효형출판
출판등록 1994년 9월 16일 제406-2003-031호
주소 413-756 경기도 파주시 교하읍 문발동 파주출판도시 532-2
전자우편 info@hyohyung.co.kr
홈페이지 www.hyohyung.co.kr
전화번호 031 955 7600 | **팩스** 031 955 7610

ISBN 978-89-5872-117-8 13510

이 책에 실린 글과 사진은 효형출판의 허락 없이 옮겨 쓸 수 없습니다.

값 12,000원